Mosaik bei
GOLDMANN

Judy Dutton

Sex vom Feinsten

500 Tipps für heiße Nächte

Aus dem Amerikanischen
von Regina Schneider

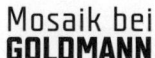
Mosaik bei
GOLDMANN

Alle Ratschläge in diesem Buch wurden von der Autorin und vom Verlag sorgfältig erwogen und geprüft. Eine Garantie kann dennoch nicht übernommen werden. Eine Haftung der Autorin beziehungsweise des Verlags und seiner Beauftragten für Personen-, Sach- und Vermögensschäden ist daher ausgeschlossen.

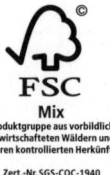

FSC
Mix
Produktgruppe aus vorbildlich
bewirtschafteten Wäldern und
anderen kontrollierten Herkünften
Zert.-Nr. SGS-COC-1940
www.fsc.org
© 1996 Forest Stewardship Council

Verlagsgruppe Random House FSC-DEU-0100
Das für dieses Buch verwendete FSC-zertifizierte Papier *Pamo Sky*
liefert Arctic Paper Mochenwangen.

1. Auflage
Deutsche Erstausgabe Dezember 2009
© 2009 der deutschsprachigen Ausgabe
Wilhelm Goldmann Verlag, München,
in der Verlagsgruppe Random House GmbH
© 2008 by Hearst Communications, Inc.
Originaltitel: Redbook's 500 Sex Tips
Originalverlag: Hearst Books, ein Imprint von Sterling Publishing Co., Inc.
Published in Arrangement with Sterling Publishing Co., Inc.
387 Park Ave. S., New York, NY 10016
Umschlaggestaltung: Uno Werbeagentur, München
Illustrationen: Alexandra Maldonado
Redaktion: Dr. Mirko Schmidt
Satz: Uhl + Massopust, Aalen
Druck und Bindung: GGP Media GmbH, Pößneck
CB · Herstellung: IH
Printed in Germany
ISBN 978-3-442-17104-0

www.mosaik-goldmann.de

INHALT

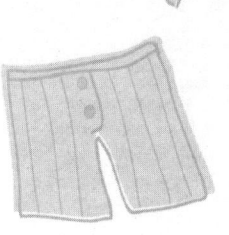

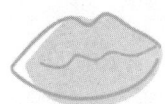

Kann Sex wirklich *so* gut sein?

Sex. Egal, wie viele Male wir ihn gehabt haben, welche Stellungen, Techniken, Spielzeuge oder verrückten Kostümierungen wir ausprobiert haben — eine Frage stellt sich trotzdem immer wieder: Geht da noch mehr? Geht es vielleicht noch besser? Nun, wir, die Herausgeber dieses Buches, haben darauf nur eine Antwort: ja. Und nochmals *ja. Ja, ja!* Zu dieser Ansicht jedenfalls sind wir gelangt, nachdem wir uns jahrelang in abertausende Briefe und E-Mails unserer Leser vertieft haben. Nicht nur, dass man uns eingeweiht hat in pikante Details, die man sonst lieber unter Verschluss hält, nein, wir haben auch festgestellt, dass Frauen Fragen über Fragen haben: *Wie bekomme ich während des Verkehrs einen Orgasmus? Was kann ich tun, wenn mein Mann jeden Tag Sex will, ich aber nur einmal die Woche? Steigert Johanniskraut wirklich die Lust? Wie schaffe ich es, dass der Sex zwischen Kindern, Küche, Alltag nicht zur öden Routine wird?*

Dieses Buch soll Ihnen Antworten auf all diese und noch viele weitere Fragen geben. Hier, in diesem kleinen Leitfaden, haben wir 500 Top-Tipps zusammengestellt, mit denen Sie Ihr Sexleben befriedigender, sinnlicher, rauschhafter, fantasievoller und ausgefallener denn je gestalten können. Die Seiten sind vollgepackt mit weisen Ratschlägen aus allen möglichen Quellen (neueste Forschungsstudien, aufschlussreiche Umfragen, erhellende Erkenntnisse aus den Mündern von Männern und Frauen wie du und ich). Nutzen Sie diese Tipps! Erproben Sie sie in der Praxis! Und Sie werden merken, dass erste Resultate nicht lange auf sich warten lassen. Denn seien wir ehrlich, ein erfülltes Liebesleben ist wichtig. Doch die prickelnde Erotik aufrechtzuerhalten ist gar nicht so einfach. Wo die meisten von uns wie selbstverständlich ein Kochbuch zu Rate ziehen, um Polenta zu kochen, oder durch die Gebrauchsanweisung blättern, um kleine Probleme mit dem Laptop zu lösen, sind wir, wenn es um Sex geht, eher unbeholfen, knipsen das Licht aus und hoffen das Beste. Kommt Ihnen das bekannt vor (und das dürfte es!)? Dann sollten Sie dieses Buch stets in Reichweite auf Ihrem Nachttisch haben für alle einschlägigen Nöte, Fragen und Belange ... oder schlicht für den Fall, dass Ihnen zu zweit so gar nichts einfallen mag, was Sie im Bett alles miteinander oder aufeinander anstellen könnten. Ideen haben wir mehr als genug.

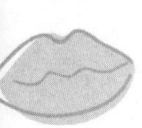

KAPITEL 1

10 Klischees über Sex, die (Gott sei Dank!) nicht stimmen!

Alle Welt hat heißere, wildere und verrücktere Abenteuer im Bett als ich armes, kleines Ding! – So einen Gedanken hatten Sie bestimmt auch schon einmal, nicht wahr? Zugegeben, bei all den reißerischen Überschriften wie etwa »Stundenlanger Orgasmus!« in so ziemlich jedem bunten Heft, dazu eine Single-Freundin, die in einem fort über beinahe jedes Detail ihrer zahllosen One-Night-Stands plappert, fragt sich wohl jede Frau mit einigermaßen Sinn und Verstand, ob sie die einzige Langweilerin ist in diesem rings um sie wogenden Meer der ekstatischen Wollust. Aber ich sag Ihnen was: Wenn Sie durch das Schlüsselloch linsen und Paaren beim Sex zusehen könnten, dann wären Sie vermutlich überrascht zu sehen, wie ... ja, wie normal er abläuft. Da sind zärtliche Momente, stürmische, keuchende, unbeholfene, schweigende, innige, halbe Orgasmen, keine Orgasmen, albernes Gekicher, banales Geplauder ... All das macht ihn aus, den Stoff, aus dem die intimsten Momente unseres Lebens sind. Und das gilt für jeden von uns – ob Sie es glauben oder nicht.

Kurzum: Grämen Sie sich nicht weiter. Was auch immer Sie in Ihren Betten tun oder fühlen, Sie befinden sich damit in bester Gesellschaft. Und um Sie ins Bild zu setzen: Hier die Top Ten der Irrtümer in Sachen Sex, von denen wir Frauen überzeugt sind, dass sie stimmen, die aber schlicht an der schnöden Wirklichkeit vorbeigehen. Haben Sie erst einmal erkannt, dass all die aufgeblasenen Ammenmärchen nichts als heiße Luft sind, dann sind sie ganz schnell vergessen, und Sie konzentrieren sich auf das, was wirklich zählt: nämlich auf das, was Sie wollen. Denn wenn Sie Ihre sexuellen Wünsche und Neigungen kennen, dann gelingt es Ihnen auch, Ihr Liebesleben genau nach Ihrem Geschmack zu gestalten – heiß, wild, verrückt, die ganze Palette.

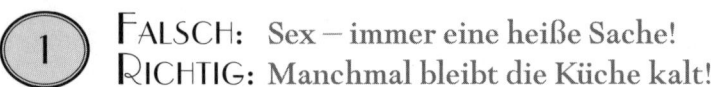

1 FALSCH: Sex – immer eine heiße Sache!
RICHTIG: Manchmal bleibt die Küche kalt!

Da waren Sie ganz heiß auf eine wilde Liebesnacht, und am Ende kam nur eine mittelprächtige schnelle Nummer heraus? Möglicherweise ist einer von Ihnen beiden nicht zum Höhepunkt gekommen, hat einen Krampf im Fuß gekriegt oder die ganze Zeit einen so blöden Gedanken im Kopf gehabt wie *Hab ich die Wertstofftonne rausgestellt*? He, so etwas passiert. Manchmal gibt es Kaviar, manchmal Hausmannskost. Und manchmal bleibt die Küche kalt. Aber warten Sie deshalb mit der nächsten Liebesnacht nicht, bis die Sterne perfekt stehen (denn wann tun sie das schon?). Akzeptieren Sie es einfach. Außerdem: Auch mittelprächtiger Sex hat sein Gutes. Wenn nach einer verkorksten Nummer auch mal ein Lachen drin ist, ist bereits viel gewonnen. Vielleicht schlafen Sie danach Arm in Arm entspannt ein, denn immerhin konnten Sie etwas Dampf ablassen. Und das ist doch schon die halbe Miete! Meinen Sie nicht?

2 FALSCH: Bei allem Spaß – Sex ist Zeitverschwendung.
RICHTIG: Sex tut gut – immer, jederzeit!

Sex dient der Steigerung des körperlichen und seelischen Wohlbefindens – so ähnlich wie das Benutzen von Zahnseide oder der Besuch beim Seelenklempner. Das ist wissenschaftlich bewiesen. Also, wenn Sie sich das nächste Mal ertappen bei einem Gedanken wie *Haben wir nichts Besseres zu tun, als uns in den Federn zu wälzen?*, dann erinnern Sie sich doch einfach mal an folgende »Nebenwirkungen«:

- *Immunpower gegen Erkältungen.* Nach einer Studie der Wilkes University haben Paare, die es ein- bis zweimal die Woche tun, dreißig Prozent mehr Abwehrkörper als solche, die im Schnitt darunter liegen.

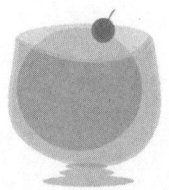

- *Gut für die Figur.* Ein Orgasmus regt die Produktion von Phenetylamin an, einem natürlichen Amphetamin, das als Appetitzügler wirkt.

- *Hält das Herz gesund.* Regelmäßiger »Matratzensport« stabilisiert Herz und Kreislauf; Schwankungen werden seltener.

- *Hält jung.* Einer Studie zufolge sehen Frauen, die sich dreimal die Woche so richtig austoben, sieben bis zwölf Jahre jünger aus.

- *Verbessert die Fruchtbarkeit.* Regelmäßiger Sex (mindestens einmal pro Woche) führt zu einer höheren natürlichen Eisprungrate.

- *Dämpft das Schmerzempfinden.* Verspannungen und Kopfschmerzen verschwinden, da die beim Sex ausgeschütteten Endorphine und Oxytozine die Schmerztoleranz um bis zu siebzig Prozent erhöhen.

- *Fördert Selbstvertrauen und eine positive Lebenseinstellung.* Sex verfeinert das Einfühlungsvermögen sowie die Fähigkeit, eigene Gefühle besser zum Ausdruck zu bringen. Und das nicht nur bezogen auf den Mann, mit dem Sie gerade im Bett sind. Alle Menschen in Ihrem Umfeld — von Ihrem Chef bis zu Ihren Kindern — profitieren davon.

- *Seelenbalsam*. Die Hormonflut, die sich beim Orgasmus ergießt, baut Stress ab und stimmt positiv. Und Höhepunkte machen glücklich – je öfter, desto mehr.

3 FALSCH: Guter Sex muss spontan sein.
RICHTIG: Helfen Sie nach!

Natürlich ist es toll, wenn zwei Menschen sich magnetisch anziehen und in zügelloser Leidenschaft füreinander entbrennen. Aber immer nur darauf zu warten, bis einen die hemmungslose Lust überkommt, ist alles andere als spontan. Und womöglich warten Sie eine halbe Ewigkeit. Geben Sie Ihrer Lust stattdessen öfter mal Starthilfe (wie das geht, dazu später mehr!). Oder geben Sie einfach nach, wenn Ihr Partner mal Lust hat, Sie aber gar nicht, weil Sie mit dem Kopf noch ganz woanders sind. Ihr Körper reagiert nämlich sehr viel spontaner als der Kopf: zarte Küsse oder leichtes Streicheln stimmen langsam ein und machen schnell *Lust* auf mehr.

4 FALSCH: Der Mann macht den ersten Schritt.
RICHTIG: Drehen Sie den Spieß öfter mal um!

Die sexuelle Revolution ist längst vorbei. Und es hat sich ja auch langsam herumgesprochen, dass wir Frauen tatsächlich Spaß haben am Sex (jawohl!). Doch im Allgemeinen erwartet man noch immer, dass der Mann den Verführer spielt, während wir Damen treu und brav abwarten, bis der gnädige Herr uns zu bitten gedenkt. Aber was, wenn Sie aus heiterem Himmel die Lust überfällt — hier und jetzt und auf der Stelle, während er gerade seelenruhig von seinem stressigen Arbeitstag erzählt? Nur zu und frisch voran! Er wird schnell Feuer fangen, während Sie es in vollen Zügen genießen, Ihrer Wollust freien Lauf zu lassen und sich spontan zu holen, was Sie wollen. In jeder Frau steckt eine Löwin!

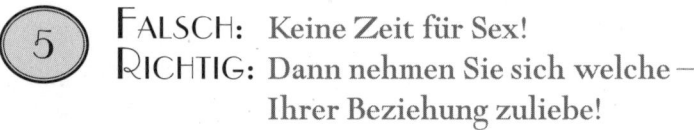

5 FALSCH: Keine Zeit für Sex!
RICHTIG: Dann nehmen Sie sich welche —
Ihrer Beziehung zuliebe!

Eine gesunde Beziehung mit viel Sex, Erotik und Liebe steht bei den meisten von uns ganz oben auf der Liste. Aber wenn wir uns mal genauer umsehen, dann stellen wir fest, dass genau diese Dinge im Alltag viel zu kurz kommen. Sicher, der Alltag bringt Stress und Hektik mit sich. Aber mal Hand aufs Herz — bestimmen nicht Sie, was Sie mit Ihrer Zeit anstellen? »Sex, ja, klar, aber ich muss mich vorher noch eben schnell zwischen Job und Terminen um Kinder und Bügelwäsche kümmern.« Kommt Ihnen das bekannt vor? Dann machen Sie sich einmal bewusst, was Sie im Klartext damit sagen: »Ich stelle Karriere/Kinder/Haushalt über eine gesunde Beziehung.« Na, wie klingt das? Nicht gut? Dann wird es Zeit, Ihren Tagesablauf neu zu überdenken, um Platz zu schaffen für das, was wirklich zählt im Leben: eine gesunde Partnerschaft.

VON FRAU ZU FRAU

»Eigentlich ist mein Mann immer derjenige, der die Initiative ergreift. Und irgendwie habe ich mich daran gewöhnt, dass ich auf seine Anmache anspringe. Doch eines Abends, ich hatte gerade den Kleinen ins Bett gebracht, marschierte ich auf ihn zu, packte ihn und zog ihn wild an mich – es folgte der gierigste Kuss meines Lebens, lüsternes Geknutsche und wildes Gefummel. Meine Bestimmtheit geilte ihn derart auf, dass der Sex gigantisch war. Dieser Rollentausch war wie ein erotisches Erwachen – für uns beide.«

Jenny, 35

6 FALSCH: Guter Sex geht stundenlang!
RICHTIG: Guter Sex geht so lang (oder so kurz), wie Sie es wollen.

Wie wunderbar es doch wäre, jede Menge Zeit für die Liebe zu haben – oder sie sich einfach zu nehmen –, für eine endlose Liebesnacht im romantischen Kerzenschein! Aber mal ehrlich: Wann haben wir ach so beschäftigten Paare von heute schon die Zeit dazu? Richtig — so gut wie nie! Wie wäre es deshalb, wenn Sie einfach einmal ausbrechen aus dem eingefahrenen Erotikprogramm am Wochenende und die Gelegenheiten nutzen, wann immer sie sich bieten. Nur zu! Gönnen Sie sich des Öfteren mal einen Quickie. Eine schnelle Nummer, wo es sofort heftig zur Sache geht — zwischen Tür und Angel beispielsweise —, das hat so einiges für sich!

7 FALSCH: Sex = Geschlechtsverkehr
RICHTIG: Sex = was Spaß macht

Bei den meisten Menschen liegt die Latte einfach viel zu hoch. Nach gängiger Meinung ist Sex nur bei Geschlechtsverkehr befriedigend. Zeit zu begreifen, dass es beim Sex nicht nur darum geht, sondern um alles, was die Lust erregt. Diese Erkenntnis sollten vor allem wir Frauen beherzigen, denn viele von uns gelangen mit der üblichen Methode nie zum Orgasmus. Also: Wenn Sie Oralsex bevorzugen oder sich wie Teenager die ganze Nacht lieber befummeln möchten — prima. Und lassen Sie sich bloß nichts anderes einreden!

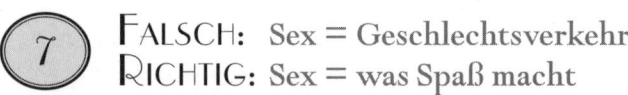

> ### *Nackte Tatsachen!*
> Nach einer Studie der Federal Reserve Bank von Boston haben Frauen im erwerbsfähigen Alter heute mehr Freizeit als noch 1965 – zwischen vier und acht Stunden pro Woche. Da könnte man sich doch locker eine Stunde fürs Bett einplanen (natürlich nicht zum Schlafen!).

8

FALSCH: Inzwischen weiß ich ganz genau, was ihn anmacht.

RICHTIG: Was ihn (und Sie) anmacht, ist nicht immer das Gleiche.

Heute wollen Sie ihn vielleicht reiten, ihm schmutzige Dinge ins Ohr säuseln, morgen sich vielleicht mit Sexspielzeug vergnügen oder ihn im Nikolauskostüm sehen. Sexuelle Wünsche verändern sich mit der Zeit. Um auch nach Jahren noch ins Ziel zu treffen, hilft nur eins: Reden Sie über Ihre Vorlieben und Fantasien. Seien Sie experimentierfreudig. Auch wenn das eine oder andere Spielzeug auf Dauer nichts für Sie ist, es macht Spaß, herumzuprobieren und die erotische Wundertüte zu plündern – sie ist prallvoll mit Überraschungen!

9

FALSCH: Ihm im Bett zu zeigen, wo es langgeht, untergräbt sein männliches Ego.

RICHTIG: Es pusht sein Ego mächtig, wenn er
weiß, dass er auf der richtigen Spur
ist.

Hinterm Lenkrad fragt kaum ein Mann, wo es langgeht.
Ganz anders, wenn er in erotischen Gefilden − auf Ihrem *Privatgelände* sozusagen − unterwegs ist. Dann ist er
meist völlig verloren und dankbar für jede Anweisung −
»langsamer«, »schneller«, »etwas mehr rechts/links«,
»O ja, weiter, weiter!« −, die er gerne befolgen wird.
Und davon profitieren Sie beide: Sind Sie glücklich, ist
er es auch. Beim nächsten Mal findet er dann den Weg bestimmt allein. (Aber bitte nichts vortäuschen! Das wäre,
als würden Sie am Ende einer Sackgasse ein Schild auf-
stellen »Orgasmus: da lang!«)

VON FRAU ZU FRAU

»Eine schnelle Nummer ist Aufregung pur. Wenn
wir zum Beispiel noch zehn Minuten haben, bis die
Kinder kommen, oder noch fünf Minuten in der
Küche, bevor die Gäste eintreffen, kann es sein,
dass es uns plötzlich überkommt − und wir landen
auf dem Hackbrett.«

Elizabeth, 36

10 **F**ALSCH: Das Feuer lässt mit der Zeit nach.
RICHTIG: Die Flammen immer schön am
Lodern halten.

Zugegeben: Ein bisschen lässt das Feuer
schon nach. Aber das hat auch sein
Gutes, denn sonst kämen Sie
gar nicht mehr aus den
Federn, und alles andere
käme zu kurz (Rechnungen
zahlen, Haustiere/Kinder füttern, pünktlich zur Arbeit
gehen). Von daher tut eine kleine Verschnaufpause gut,
um wieder zu sich zu kommen, wenn die ersten Funken
nur noch glimmen. Aber Obacht, dass das Feuer nicht
ganz ausgeht. Erinnern Sie sich zwischendurch immer
mal wieder an die Anfänge Ihrer Beziehung. Wie war das
damals? Wetten, dass Sie sich vor jedem Date stundenlang
herausgeputzt haben? Dass Sie über jeden seiner Witze
gelacht haben (sogar über die schlechten)? Dass Sie sich
ein Bein ausgerissen haben, ihn zu umgarnen und zu betören, damit der bevorstehende Sex alle Dimensionen
sprengt? Dabei genügt ein Zehntel des Aufwands von damals, um die Flammen wieder höher schlagen zu lassen.
Natürlich sind Sie nicht mehr hin und weg von der Art,
wie er riecht, wie er spricht. Man kennt sich ja. Ganz genau – einen Partner zu haben, der einem blind vertraut,
ist das Größte. Denn er folgt Ihnen überallhin. Und erotische Spielwiesen gibt es zur Genüge.

Nackte Tatsachen!

Studien zufolge dauert die erste intensive Phase einer Beziehung im Schnitt ein bis drei Jahre. Danach flaut das hormonelle Dauerhoch etwas ab. Das liegt im Wesen der Natur, denn das spart Energie für andere wichtige Dinge des Lebens wie Essen, Schlafen, Kinder (die mitunter aus der ganzen Liebestollerei entstehen).

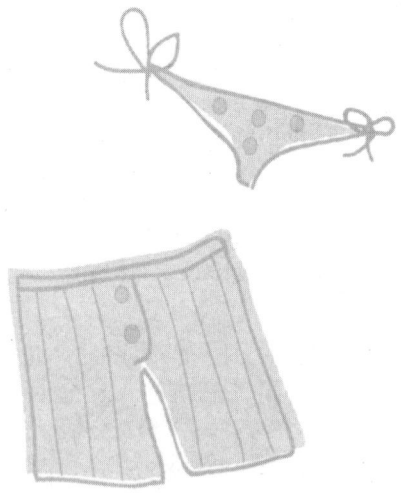

KAPITEL 2

Sex beginnt im Kopf

Wie sieht er aus, der erste Schritt in ein aufregendes Sex-leben? Nun, die Antwort darauf ist derart simpel, dass sie fast banal klingt: an Sex denken – und zwar nicht erst kurz bevor der Sandmann kommt. Versuchen Sie doch einmal, in jeder noch so alltäglichen Situation einen kleinen wollüstigen Silberstreif zu entdecken, egal wie schwach er schimmert. Sie werden zwangsläufig Lust bekommen. Wie man es macht, einen Tick frivoler zu gehen, zu sprechen oder zu denken, erfahren Sie in diesem Kapitel. Probieren Sie es einfach aus, und Sie werden sehen: Die Welt erscheint plötzlich sehr viel aufregender.

Süßes Sex-Geheimnis

»Wenn ich mich selbst verwöhne, fühle ich mich sexy. Ob ich mir in der Mittagspause schnell die Beine eincreme oder mir eine kleine Tüte mit edlen, sündhaft teuren Pralinen gönne, die ich später im Zug nach Hause genüsslich verspeise – in sinnlichen Genüssen zu schwelgen gibt mir das Gefühl, unwiderstehlich zu sein, verführerisch, sexy. Und wenn ich dann meinen Mann sehe, will ich ihm sofort an die Wäsche.«

Jana, 29

11   Erschaffen Sie sich ein scharfes Double

Legen Sie sich insgeheim einen neuen Namen zu, aber nicht irgendeinen. Wählen Sie ihn sorgsam aus (vielleicht aus einem James-Bond-Film – Bambi oder Natascha). Denn das, meine Damen, ist ab sofort Ihr Alter Ego, Ihr zweites Ich. Und das macht es Ihnen unglaublich leicht, in eine andere Haut zu schlüpfen und aus Lieschen Müller eine unwiderstehliche Femme fatale zu machen. Fragen Sie sich hin und wieder: »Was würde Bambi nun tun?« Und es wird Sie überraschen, was Ihre unsichtbare Freundin so alles aus Ihnen herauszukitzeln vermag.

12 Zeigen Sie, was Sie drauf haben!

Wenn Sie gelangweilt und lustlos durch die Supermarktgänge trotten, ist es kein Wunder, dass Sie sich nicht gerade wie ein sexy Luder fühlen. Geben Sie Ihrem Gang ein leichtes, federndes Hüpfen, und schon fühlen Sie sich beschwingter. Wie das gehen soll? Ganz einfach: Ziehen Sie das Becken etwas zurück, so dass Ihr Unterkörper in ein leichtes Hohlkreuz kommt. Und dann: Schultern hoch und Brust raus. Gehen Sie bewusst, und setzen Sie einen Fuß direkt vor den anderen. Das lässt Ihre Hüften aufreizend schwingen. Jetzt noch einen hübschen Schmollmund ziehen – und voilà: Die ganze Welt ist plötzlich ein einziger Laufsteg.

13 Ganz schön dekadent! – Warum auch nicht?

Stecken Sie sich alle paar Wochen einen kleinen Geldschein ein und betrachten Sie ihn als Ihr persönliches »Spielgeld«, das Sie nach Lust und Laune verjubeln: Gönnen Sie sich eine Pediküre. Kaufen Sie einen Strauß frischer Blumen. Schmausen Sie Kaviar oder Trüffelpralinés. Warum? Weil Sie es wert sind. Darum! Und weil es gut sein kann, dass Ihr regelmäßiges fürstliches Verwöhnprogramm Sie auch – ähäm! – anderweitig auf frivole Gedanken bringt.

Nehmen Sie Komplimente an!

Wenn jemand sagt: »Oh, das Kleid steht Ihnen aber fabelhaft«, dann ist das kein Grund, rot zu werden, sich unnötig bescheiden zu geben und die Bemerkung herunterzuspielen mit einem: »Oh, den ollen Fetzen? Den habe ich schon ewig ...« Hal-*loooo*? Jemand hat Ihnen gerade ein Kompliment gemacht! Nehmen Sie es an! Glauben Sie es! Sagen Sie: »Oh, Dankeschön! Sie haben mir den Tag gerettet.« Also, worauf warten Sie? Machen Sie etwas aus *Ihrem* Tag!

Nackte Tatsachen!

Fitnesstraining ist gut fürs Ego: Einer Studie zufolge finden sich 60 Prozent aller Frauen, die zwei- bis dreimal pro Woche trainieren (und 88 Prozent der Frauen, die vier- bis fünfmal pro Woche trainieren) attraktiver als die Durchschnittsfrau.

Süßes Sex-Geheimnis

»Um meine Libido auf Touren zu bringen, mache ich mir heiße Gedanken: Sehe ich im Supermarkt zum Beispiel einen Haufen Pfirsiche, dann stelle ich mir dralle Pobacken vor, männliche und weibliche. Oder wenn ich an meinen Mann denke, dann führe ich mir einzelne Körperteile vor Augen, seinen Unterarm etwa oder seine behaarte Brust; das mache ich so lange, bis ich mich erregt fühle. Selbst die alltäglichsten Dinge wirken mitunter erotisch: Wenn ich mit der Hand an einem geschwungenen Treppengeländer aus weichem Holz entlangstreiche, dann kann das sehr sinnlich sein.«

Nicola, 28

15 Fit bleiben!

Treiben Sie regelmäßig Sport, und Sie fühlen sich fit wie ein junges Reh! Klar, das wissen wir alle. Aber ob Sie es glauben oder nicht, Sie müssen nicht erst warten, bis Sie ein paar Pfunde abgespeckt haben, um sich sexy zu fühlen; Ihr seelisches Wohlbefinden bessert sich bereits nach ein oder zwei Trainingsstunden. Das liegt daran, dass jede noch so kleine Anstrengung zum Wohle des Körpers das Selbstbewusstsein auf Anhieb enorm steigert – *und*

Sie werden es kaum erwarten können, die Früchte Ihrer Mühen stolz zur Schau zu tragen.

 **Lassen Sie Ihren erotischen Gedanken freien Lauf!**

Kennen Sie das? Sie stehen irgendwo in der Schlange, stecken im Stau oder müssen sonst irgendwie Zeit totschlagen, und Ihre Gedanken schweifen plötzlich ab, und Sie denken an Sex? Vielleicht an den geilen Sex, den Sie an diesem Morgen hatten; oder Sie ergehen sich in erotischen Fantasien. Kosten Sie diese Gedanken aus! Schieben Sie sie nicht als alberne Tagträumereien beiseite. Die Fantasie ist der Treibstoff, der die Leidenschaft befeuert. Also – halten Sie diesen erotischen Motor unbedingt am Laufen. Denn wie hat Shakespeare noch gleich gesagt? »Eine schmutzige Fantasie ist ein ewiges Fest.«

 Schreiben Sie ein erotisches Tagebuch!

Erotische Gedanken schießen uns meist so blitzartig durch den Kopf, dass wir sie im nächsten Moment wieder vergessen haben. Schade eigentlich. Die Lösung? Halten Sie stets ein kleines Notizbuch griffbereit, um sie festzuhalten. Auch wenn Sie nur kurze Einträge machen wie *Ich kann es kaum erwarten, bis er heute Abend von*

der Arbeit nach Hause kommt, damit ich ihn _____.
(Füllen Sie die Lücke!) Oder vielleicht gären in Ihrem
Unterbewusstsein pornographische Geschichten, die nur
darauf warten, sich über die Seiten ergießen zu können.
Wie auch immer – bringen Sie Ihre Fantasien zu Papier,
damit sie nicht verlorengehen.

 18 Hinterhergepfiffen

Ob Sie es mögen oder nicht: Bauarbeiter pfeifen Frauen
nach. Das ist, wie es ist. Wie Sie darauf reagieren, liegt
ganz bei Ihnen: a) Entweder Sie quittieren das mit einem
abschätzigen Blick und lassen sich den Tag verderben;
oder b) Sie nehmen es als Kompliment für Ihren echt süßen Knackarsch. Was macht mehr Laune?

Nackte Tatsachen!

Wer glaubt, dass Frauen lange brauchen, bis sie erregt sind, irrt gewaltig. Laut einer Studie der Stan-
ford University brauchen Frauen gerade mal zwei
Minuten, um in Fahrt zu kommen.

Erotisches Wunschkonzert

Überlegen Sie, welcher Song die gefühlvollen und sinnlichen Saiten in Ihnen zum Schwingen bringt. (Wie wär's beispielsweise mit »Start me Up« von den Rolling Stones oder »You Make Me Feel Like a Natural Woman« von Aretha Franklin?) Drehen Sie den Song laut auf, wenn Sie einen kleinen Anstoß brauchen – im Auto, zu Hause, in Gedanken. In die richtige Stimmung kommen Sie so wie von selbst!

 Betrachten Sie sich durch die rosa Brille!

Dass Sie sich nicht gerade wie ein heißer Feger fühlen, wenn Sie ständig an Ihre Orangenhaut oder schlaffen Oberarme denken, ist kein Wunder. In diesem Falle aber braucht nicht Ihr Körper, sondern Ihr Kopf eine Generalüberholung. Und dazu bedarf es nicht viel – Sie müssen lediglich ein klein wenig Ihr Augenmerk verschieben. Anstatt ständig an Ihren ungeliebten Stellen herumzunörgeln, rücken Sie doch mal die Dinge ins Blickfeld, die Sie an sich mögen – Ihre hübschen Beine etwa, Ihre strahlenden Augen oder Ihr umwerfendes Lächeln. Zugegeben, das ist leichter gesagt als getan. Aber wenn Sie das fleißig üben, dann färbt es mit der Zeit sehr positiv auf Ihr Selbstwertgefühl ab.

Von Frau zu Frau

»Ich achte sehr darauf, jedem noch so kleinen Bereich in meinem Leben ganz bewusst das gewisse Etwas zu verleihen. So trage ich Seidenunterwäsche oder schlemme genüsslich ein Eis. Oder ich gönne mir eine ausgiebige Verwöhndusche mit allem Drum und Dran. Das hält meine erotische Energie am Prickeln.«

Amanda, 35

Süßes Sex-Geheimnis

»Ich schwelge gerne in Seitensprung-Fantasien, um meine Lust am Köcheln zu halten. Wenn ich im Auto zur Arbeit fahre, im Fahrstuhl bin, in einer Warteschlange stehe oder mein Auto tanke, dann spinne ich um die Männer, denen ich zufällig begegne (oder die ich auch kenne), kleine, erotische Geschichten. Ein muskelbepackter Bauarbeiter wird da zu meinem heimlichen Liebhaber: Wir haben Sex im Stehen, während meine Beine seine Hüften umschlingen und er mit einer Hand den Presslufthammer hält.«

Andrea, 41

Gehen Sie auf Männerschau ...

»Bin zwar verheiratet, aber nicht tot« – so der typische Spruch der Männer in Erklärungsnöten, wenn man sie darauf anspricht, warum sie sich nach anderen heißen Bräuten umdrehen, wo sie doch in festen Händen sind. Aber irgendwie hat dieser Spruch etwas für sich. Drehen Sie den Spieß um: Nach anderen Männern schielen kann durchaus Lust machen auf mehr. Wer weiß, vielleicht läuft Ihnen ja mal irgendwo ein echt toller Hecht über den Weg, der Sie derart antörnt, dass Sie die heiße Nacht mit Ihrem Liebsten kaum erwarten können. Mal ehrlich, was ist schon dabei?

 ... und flirten Sie ordentlich!

Na, wer sagt's denn – hat der tolle Hecht angebissen und flirtet zurück? Auch wenn Sie glücklich liiert sind, dürfen Sie ein wenig männliche Aufmerksamkeit durchaus genießen. Nur zu, ziehen Sie keck die Braue hoch und schäkern Sie mit dem Kellner. Bezirzen Sie den Verkehrspolizisten, der Sie eben herausgewunken hat. Oder verdrehen Sie diesem süßen Typen, der in der Mittagspause vor der Imbisstheke beim Chinesen neben Ihnen steht, den Kopf! Das macht Spaß, ist gut fürs Ego und eine prima Flirtübung, die Sie bei Ihrem Schatz wiederholen können. (Oder glauben Sie etwa, Sie müssten sich nicht mehr anstrengen, nur weil Sie Ihr Schäfchen im Trockenen haben und es Ihnen so schnell wohl nicht mehr davonläuft?)

 ## 23 Einfach dufte!

Düfte und Sexualität sind eng verbunden. Finden Sie heraus, welche Düfte Sie anmachen. Beschränken Sie sich dabei aber nicht auf parfümierte Wässerchen – vielleicht stehen Sie ja auch auf herben Männergeruch, wenn etwa das Hemd Ihres Liebsten nach Schweiß riecht. Oder Sie mögen den Duft von frisch geschnittenem Gras oder sauberer Wäsche. Atmen Sie tief ein, und Sie werden staunen, wohin die Duftwolken Sie tragen.

 ## 24 Nehmen Sie eine Auszeit!

Nicht, dass Sie das falsch verstehen. Natürlich gibt es nichts Schöneres, als den Menschen um sich zu haben, den man liebt. Aber sich hin und wieder eine Auszeit zu nehmen und den eigenen Gedanken nachzuhängen (in einem Café durch eine Illustrierte blättern, sich einen Film ansehen, den Ihr Schatz sich nur Ihnen zuliebe angetan hätte) schafft in der Hektik des Alltags etwas Ruhe und hilft, die eigene Mitte zu finden. Gönnen Sie sich diese Auszeiten, und tanken Sie auf, denn davon profitiert nicht zuletzt auch Ihre Partnerschaft.

Von Frau zu Frau

»Egal, wie beschäftigt ich bin, ich plane immer auch etwas Zeit ganz für mich alleine ein. Ohne Mann, Kinder, Freunde, Arbeit — nur ich. Ab und zu schicke ich meinen Mann am Samstagmorgen mit den Kindern für zwei Stunden in den Park, damit ich noch gemütlich im Bett liegen und ein Buch lesen kann. Oder ich bestelle den Babysitter und sehe mir einen französischen Film an. Solche Auszeiten tun mir gut, bauen mich auf. Ich fühle mich danach sexy — wie eine Frau, die ein aufregendes Leben führt. In meiner Fantasie begegne ich meinem Mann dann wie eine unwiderstehliche Fremde.«

Carolyn, 31

Nackte Tatsachen!

Kaum zu glauben, aber wahr: Wie das Forschungsinstitut *Smell & Taste Treatment and Research Foundation* in Chicago herausgefunden hat, erhöht der Geruch von Lakritzbonbons die vaginale Durchblutung um 14 Prozent. Bei Männern erhöht eine Duftkombination aus Lavendel und Kürbiskuchen die Durchblutung des Penis sogar um 40 Prozent.

Schlüpfen Sie öfter mal ins Evakostüm!

Warum? Weil es für alle unter uns, die sich schnell genieren, eine gute Übung ist, sich öfter mal nackig zu machen. Irgendwann denken Sie gar nicht mehr darüber nach und streifen mit den Kleidern auch alle Hemmungen ab. Erledigen Sie das eine oder andere ruhig einmal hüllenlos (notfalls im Bikini und/oder mit dem Morgenrock in Reichweite) – falten Sie Wäsche, lesen Sie ein Buch oder machen Sie Ihre Rechnungen. Wenn Sie sich öfter mal entblößen, schnellt Ihr sexuelles Selbstbewusstsein enorm in die Höhe.

 Von Kopf bis Fuß auf Liebe eingestellt – Fußreflexzonenmassage!

Nach der traditionellen chinesischen Lehre der Reflexzonenmassage befinden sich in Ihren Füßen tausende von Nervenpunkten, die, wenn man sie durch sanften Druck entsprechend stimuliert, die sexuellen Energiebahnen aufladen und den ganzen Körper – von Kopf bis Fuß – in angenehme Schwingung versetzen. Was gäbe es Schöneres als einen persönlichen Fußmasseur, der stets zu Diensten ist. Aber es geht auch ohne: Legen Sie beide Daumen ungefähr in die Mitte der Fußsohle und bewegen Sie sie dann langsam diagonal nach oben in Richtung des großen und kleinen Zehs. Dann streichen Sie mit den Daumen über den Fußrücken und beenden Ihre kleine Massagesitzung, indem Sie jeden Zeh einzeln zwischen Daumen und Zeigefinger leicht im Kreis bewegen. Danach fühlen Sie sich federleicht.

SO TICKT DER MANN!

»Meine Frau ist zum Anbeißen sexy. Sie selbst nörgelt zwar ständig an ihren Problemzonen – wie sie es nennt – herum, aber da spinnt sie einfach. Selbst wenn ich eigentlich gar nicht in Stimmung bin und zufällig sehe, wie sie ihren BH ablegt – Peng! Schon bin ich geil. Am Abend ist das super, am Morgen leider weniger. Denn da hat sie es meist eilig, in ihre Klamotten zu kommen, um die Bahn zur Arbeit noch zu schaffen.«

Dan, 31

27 Bürsten Sie Ihr Haar – langsam und sinnlich

… während Sie in Tagträumereien schwelgen und sich vorstellen, wie seine Hände durch Ihr Haar streichen. Das steigert das Verlangen und die Chance, dass es später auch tatsächlich dazu kommt!

Gehen Sie strategisch vor!

Haben Sie noch ein paar Minuten, bis er nach Hause kommt? Dann nutzen Sie die Zeit und planen ganz genau, wie Sie ihn verführen wollen. Gehen Sie jede Bewegung durch: wie er in der Küche steht und Karotten raspelt, Sie sich sacht von hinten nähern, seine Brust umfassen und Ihre Hände langsam nach unten gleiten ... tiefer und tiefer ... bis hinein in seine Hose ... Spielen Sie dieses wollüstige Szenario immer und immer wieder durch. Und wenn es schließlich so weit ist und Sie zur Tat schreiten können, werden Sie heißer sein als jedes Bond-Girl.

 Stimulieren Sie Ihre Sinne!

Riechen Sie, wie die Blumen duften! Schließen Sie die Augen und spüren, wie das Eis mit heißer Karamellsauce langsam auf der Zunge schmilzt. Berauschen Sie sich an den simplen sinnlichen Freuden, von denen die Welt reichlich zu bieten hat. Das macht Ihr Leben auf Dauer lustbetonter – auch im Bett.

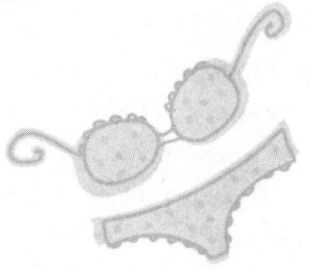

Von Frau zu Frau

»Als ich schwanger und mein Bauch irgendwann nicht mehr zu verstecken war, fühlte ich mich absolut unsexy. Doch ich wollte die Avancen meines Mannes die nächsten sechs Monate auch nicht ständig abwehren. Ein Buch über Göttinnen half mir: Viele der Göttinnen waren fett und kugelrund, hatten richtige Speckbäuche. Ich kaufte mir so eine kleine Göttinnenstatue aus Ton und errichtete ihr zu Ehren einen kleinen Altar mit Kerzen, Räucherstäbchen und Blumen. Um mich in Liebesstimmung zu bringen, zündete ich Kerzen und Rauchwerk an und meditierte eine Weile vor meinem Göttinnenaltar. Manchmal mache ich das heute noch.«

Amy, 31

---

30 Betrachten Sie sich durch die Augen Ihres Liebsten!

Männer sind eigentlich recht einfach gestrickt und in so ziemlich allen Bereichen des täglichen Lebens erstaunlich leicht zu erfreuen. Insbesondere, wenn *Ihr* Anblick seinen Augen schmeichelt. Also: Das nächste Mal, wenn Ihr sexuelles Selbstbewusstsein im Keller ist, stellen Sie sich vor, was er beim Anblick Ihrer nackten Brüste wohl denken mag. »*Wow! Traumhaft!*« Punkt. Ihm wird es gefallen. Und mal ehrlich, wenn er nichts zu kritteln hat, ist doch alles bestens.

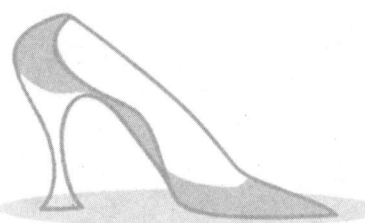

VON FRAU ZU FRAU

»Der Standard-Tipp lautet: Flirten Sie mit Ihrem Mann, damit der Reiz nicht verlorengeht. Das schadet nichts. Aber auch ein Flirt mit einem Fremden, einem Kollegen oder einem alten Freund kann die Lust in Wallung bringen. Ich fühle mich begehrt, wenn mir ein attraktiver Mann ein Lächeln schenkt, mir ein Kompliment macht, mit eindeutigen Gesten spricht oder mich mit lüsternen Blicken taxiert. Dann will ich am liebsten gleich nach Hause und über meinen Mann herfallen.«

Tina, 34

KAPITEL 3

Wie Sie ihn dazu bringen, nur an das Eine zu denken

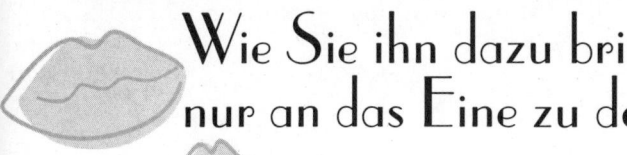

Wir wissen, was Sie jetzt denken: Ein ganzes Kapitel, nur um mir zu erzählen, wie ich ihn rumkriege? Ich habe ihn, bitteschön, doch schon rumgekriegt. *Natürlich, da haben Sie Recht. Nur sollten wir Frauen es nicht für allzu selbstverständlich nehmen, dass wir nur ein paar erotische Knöpfe drücken müssen und er prompt auf uns anspringt. Auch er hat Tage, an denen er sich abgespannt fühlt und zum Sexmuffel wird. Und genau das sind die Tage, an denen ihm ein klein bisschen Zuwendung guttun würde, damit seine Lust- und Lebensgeister wieder erwachen und sein ganz spezieller Motor wieder anspringt. Dafür haben wir eine ganze Menge Tricks parat. Und mal ehrlich: Was wäre unser Ego ohne unsere Männer?*

31 »Buon giorno, amore mio«

Wecken Sie ihn mit einem süßen, verführerischen Flüstern ...

32 ... und zücken Sie die Waffen einer Frau

... während er noch dösig blinzelt, recken und strecken Sie sich, biegen den Rücken ein wenig durch, so dass sich Ihre nackten Brüste heben und ein klein wenig Taille unter der Decke vorblitzt – sexy!

33 Erotisches Kopfkino

Wenn er Zähne putzt oder Sie den Kaffee eingießen, erzählen Sie ihm beiläufig von Ihrem nächtlichen Traum. Beschreiben Sie ihm einfach eine Ihrer geheimen Fantasien. Und lassen Sie ja kein Detail aus – wo Sie waren, wie er Sie berührt hat, wie Sie sich geliebt haben. Die Bilder dieses erotischen Kopfkinos werden den restlichen Tag nonstop bei ihm ablaufen.

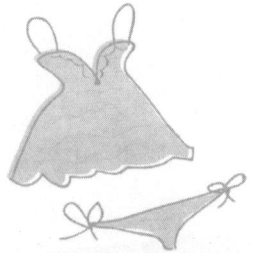

34 Schaffen Sie nackte Tatsachen ...

... nach der Dusche zum Beispiel. Lassen Sie etwas nackte Haut blitzen, und zwar *sooo* kurz, dass er glaubt, seine (schmutzige) Fantasie hätte ihm einen Streich gespielt.

35 ... die ihm unter die Haut gehen!

Machen Sie keinen Hehl aus Ihren Absichten, und schlagen Sie das umgehängte Duschhandtuch weit auf – ein einladender Anblick, den er genau so den ganzen Tag lang im Gedächtnis behält. Garantiert. Wahrscheinlich würde er sich am liebsten auf der Stelle krankmelden, um seine Blicke an diesem Bild zu weiden.

VON FRAU ZU FRAU

»Morgens lasse ich mir alles Mögliche einfallen, um ihn auf mich anzuspitzen. Beim Anziehen tanze ich ihm förmlich vor der Nase herum, hebe die Arme und strecke ihm meinen blanken Busen entgegen – diese aufreizende kleine Darbietung wird ihm tagsüber nicht aus dem Kopf gehen. Und der Sex nach Feierabend ist vorprogrammiert.«

Diana, 34

Nackte Tatsachen!

Welcher weibliche Körperteil ist am erotischsten? Nach einer aktuellen Umfrage gaben 35 Prozent der Männer die Brüste an, etwa genauso viele den Po; 17 Prozent achten auf den Mund, und 13 Prozent finden alles von der Hüfte an abwärts am reizvollsten.

36 Spielen Sie Ankleidehilfe!

Erwähnen Sie nebenbei, dass seine Boxer-Shorts etwas schief sitzen – und zupfen Sie sie zurecht. Unter den Händen seiner persönlichen Unterwäsche-Stylistin »regt sich« garantiert etwas!

37 Striptease rückwärts – Werden Sie »anzüglich«!

Klar, Männer mögen es, ihrer Angebeteten beim Ausziehen zuzusehen. Aber auch wenn sie sich anzieht, kommt er schnell ins Schwitzen. Probieren Sie es aus: Zuerst der Slip. Drehen Sie ihm dabei den Rücken zu und heben Sie langsam ein Bein. Wackeln Sie dabei leicht mit dem Po, während Sie sich so bewegen, als stiegen Sie eine Leiter hinauf – dann ziehen Sie den Slip hoch. Nun der BH:

Schlüpfen Sie mit den Armen durch die Träger, und biegen Sie den Rücken leicht ins Hohlkreuz, während Sie nach hinten an die Häkchen langen; dann fassen Sie sich an die Brüste und wiegen sie etwas länger als nötig hin und her, bis sie richtig in den Schalen sitzen. Als Nächstes die Strümpfe: Stellen Sie ein Bein auf den Stuhl, ziehen Sie den Strumpf über den Fuß und streicheln Sie dabei sanft und sinnlich über Ihre Wade, während Sie ihn langsam nach oben ziehen. Schenken Sie ihm keinen Blick. Tun Sie so, als würden Sie gar nicht bemerken, wie er nach Ihnen schielt (auch wenn Sie ihn natürlich im Augenwinkel behalten). Das verschafft ihm einen voyeuristischen Kick.

Nackte Tatsachen!

Welches männliche Körperteil ist am erotischsten? Nach einer aktuellen Umfrage stehen 42 Prozent der Frauen auf eine männliche Brust. Dahinter, mit 24 Prozent der Stimmen, rangiert der knackige Hintern. Und nicht unbeachtliche 10 Prozent geben an, dass das Gesamtpaket stimmen muss.

38 Stehen Sie zu Ihrem Äußeren!

Eins steht fest – Männer hassen es, wenn wir Frauen fragen: »Macht mich dieses oder jenes Kleidungsstück fett?«

Aber sie lieben positive Fragen wie etwa: »Sieht mein Po in diesem Rock nicht umwerfend aus?«, oder: »Habe ich in diesem Top nicht einfach einen unwiderstehlichen Ausschnitt?« Derlei Bemerkungen strotzen nicht nur vor sexy Selbstbewusstsein, sie lenken seine Aufmerksamkeit gezielt auf Ihre ganz persönlichen Reize.

(39) Mustern Sie ihn lüstern!

Wenn er sich morgens für den Tag zurechtmacht und anzieht, dann sorgen Sie dafür, dass er mitbekommt, wie Sie ihn mit begierigen Blicken von oben bis unten mustern, beziehungsweise ihn mit Ihren Blicken gleich wieder ausziehen. Schmeicheln Sie ihm – »In dem Anzug siehst du echt scharf aus«. Oder lassen Sie einfach ein schwärmerisches »Mmmh« verlauten. Damit retten Sie ihm den Tag und schüren die Glut für das Liebesfeuer am Abend.

(40) Ein paar Spritzer Parfüm ...

... auf sein Hemd geben, bevor er zur Arbeit geht. So »trägt« er Sie buchstäblich auf der Haut und schnuppert nach Ihnen (auch wenn er meilenweit entfernt ist) ..., und er wird sich nichts sehnlicher wünschen, als bald wieder bei Ihnen zu sein.

... oder ein scharfes Foto!

Nehmen Sie ein Foto von sich, auf dem Sie nicht allzu viel tragen, und schreiben Sie auf die Rückseite: »*Nur ein kleiner Vorgeschmack auf das, was Dich heute Abend erwartet.*« Schieben Sie ihm das kleine Liebespäckchen nun heimlich zu (Aktenkoffer oder Manteltasche) – als Überraschung für später.

 Ein leidenschaftlicher Abschiedskuss ...

Kurz bevor er aus dem Haus geht und Ihnen den gewöhnlichen Schmatzer auf die Lippen drückt, holen Sie zum Überraschungsschlag aus – und geben ihm einen unverhofft heißen Kuss: Öffnen Sie die Lippen, schließen Sie die Augen und genießen Sie! Ein wollüstiges Schnurren oder ein neckisches »Bis später, mein Hengst« wird ihm für den Rest den Tages mit Sicherheit den Kopf verdrehen.

 ... und ein ebenso wilder Begrüßungskuss!

Ist er abends wieder zurück, ziehen Sie ihn an sich und küssen Sie ihn, als wäre er nicht einen Tag, sondern eine Ewigkeit weg gewesen. Stürmisch! Zeigen Sie ihm, wie sehr er Ihnen gefehlt hat und wie sehr Sie ihn begehren.

Was Männer anmacht

»Wenn Cassie die Lust überkommt oder sie mich daran erinnern will, wie sexy sie ist, dann sorgt sie dafür, dass ich auch ja sehe, wie sie sich auszieht. Sie schiebt den Rock langsam an ihren Schenkeln nach oben, rollt die Strümpfe nach unten und streicht genüsslich über ihre Waden. Dann knöpft sie langsam ihre Bluse auf, einen Knopf nach dem anderen, während sie mir lüsterne Blicke zuwirft. Schließlich hakt sie ihren BH auf und umfasst ihre Brüste, während die Träger über ihre Schultern rutschen. Das macht mich total an!«

John, 40

 Zeitlupe

Echte Verführerinnen verstehen sich auf die Kunst der Langsamkeit – sie schwingen mit wiegenden Schritten durch das Zimmer, nippen an einem Glas Wein und halten kurz versonnen inne, wenn er sie anspricht. Versuchen Sie es einmal – er wird Ihrem Zauber erliegen!

45 Obszön, aber schön – am helllichten Tag

Spicken Sie jede noch so zwanglose Unterhaltung mit ein paar eindeutig zweideutigen Wörtern – etwa wie »erregend« Sie die laue Abendluft auf Ihrer Haut finden oder wie »heiß« es Sie macht, wenn er am Herd steht und kocht. Dieser frivol saloppe Jargon kann augenblicklich die Lust zum Kochen bringen.

 46 Distanz verkürzen!

Das geht ganz einfach: Treten Sie ein Stückchen näher als gewöhnlich an ihn heran, wenn Sie plaudern. Na? Gerät er ins Stocken? Das liegt daran, dass es zu knistern beginnt.

 47 Machen Sie ihm schöne Augen!

Ziehen Sie das Kinn nach unten, und betören Sie ihn dann mit einem langsamen, verführerischen Augenaufschlag. Dieser kokette Blick wirkt so bezaubernd, dass er nach Ihnen lechzen wird!

Von Frau zu Frau

»Eines Morgens wachte ich auf und erzählte ihm von einem erotischen Traum, in dem wir beide vorkamen. Was folgte, war eine heiße Nummer. Er braucht ja nicht zu wissen, dass ich mir das alles nur ausgedacht habe!«

Jen, 31

Was Männer anmacht

»Abends saßen wir auf dem Sofa und schauten ein Video. Da legte sie ihren Kopf in meinen Schoß und begann, langsam meine Finger zu küssen, einen nach dem anderen, während sie mir die ganze Zeit in die Augen sah. Was sie im Sinn hatte, war eindeutig ... und das Video habe ich dann angehalten.«

Mike, 37

48 Mit Reizen nicht geizen! Oder: Schöne Aussichten!

Greifen Sie beim Essen nach dem Salzstreuer, und beugen Sie sich ein klein wenig weiter nach vorn als nötig, so dass er einen Blick in Ihren Ausschnitt erhascht. Raffen Sie Ihren Rock ein wenig hoch, um sich an einer vermeintlich juckenden Stelle zu kratzen. Er wird seine Augen weiden an diesen »zufälligen« Einsichten!

49 Weiche Töne machen die Musik

Was immer Sie ihm im trauten Beisammensein sagen wollen, nähern Sie sich sanft, und säuseln Sie ihm süße Worte ins Ohr: »Noch ein Schluck Wein, mein Süßer?« Die sexy Püppchenstimme hat schon bei Marylin Monroe gewirkt. Das ist bei Ihnen nicht anders!

50 Bringen Sie ihn aus der Ruhe!

Setzen Sie sich mit Ihrem hübschen kleinen Hintern auf seinen Schoß, während er Zeitung liest, ein Fußballspiel sieht oder wann immer sonst er den Kopf gerade ganz woanders hat und so gar nicht mit einer Ablenkung rechnet. Rutschen Sie ein wenig hin und her, bis Sie gemütlich sitzen ... und er aus der Ruhe kommt.

51 Rekeln Sie sich Diva-like!

Während Sie gemeinsam vor dem Fernseher sitzen, fangen Sie an, sich lasziv zu rekeln, den Kopf in eine Hand zu stützen und ein Bein breit über das andere zu schlagen. Diese sinnlich erotische Pose hebt Ihre Brust und betont Ihre Hüften. Er wird – egal, was gerade läuft – das Unterhaltungsprogramm wechseln.

 ## *Hand*-Bewegungen

Nutzen Sie die Körpersprache: Wenn Sie seinen Blick auf eine bestimmte Stelle Ihres Körpers lenken wollen, dann berühren Sie eben diese. Streichen Sie sich über den Nacken. Spielen Sie an einem Ohrring herum. Schieben Sie Ihre BH-Träger zurecht. Drehen Sie eine Haarsträhne zwischen den Fingern – und beobachten Sie insgeheim, wie seine Augen anfangen, jeder Ihrer Bewegungen zu folgen.

 ## Ein lustvoll frivoler Blick!

Lassen Sie Ihren Blick abwärts wandern ... weiter und weiter. Sobald er es bemerkt, geben Sie ihm mit einem verschämten Lächeln eindeutig zu verstehen, dass Ihnen gefällt, was Sie sehen – dass er genau das hat, was Sie wollen. Damit machen Sie ihm das schönste Kompliment überhaupt.

BH? Es geht auch ohne

Nur zu, öffnen Sie ihn, und streifen Sie ihn langsam ab – wie Jennifer Beals in *Flashdance*. Und wundern Sie sich nicht, wenn seine Hände plötzlich auf Wanderschaft gehen.

 Pyjama? Sorgen Sie für eine Überraschung

… und ziehen Sie ihn mitten in der Nacht aus. Das beschert ihm ein prickelndes Erwachen am Morgen!

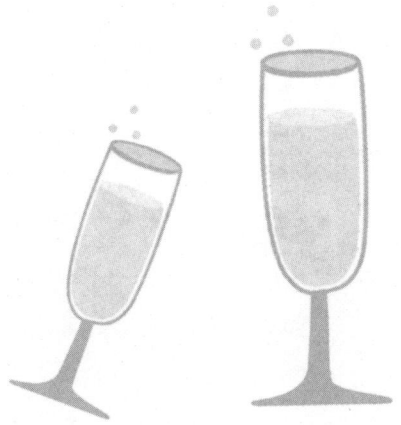

KAPITEL 4

Strichliste für ein lustvolles Ambiente

Sehen Sie sich um! Und mal ehrlich — eigentlich füh-len Sie sich abgesehen von ein paar lästigen Unordent-lichkeiten (wie der Stapel mit unsortierter Post auf dem Küchentisch oder die Bügelwäsche) ganz wohl in Ihren vier Wänden. Aber fühlen Sie sich darin auch sexy? Wahr-scheinlich nicht. Ihr Einrichtungsgeschmack ist vielleicht nüchtern modern und wird vielleicht nicht unbedingt dem schwülstigen Stil einer Playboy-Villa à la Hugh Hefner entsprechen. Doch auch wenn ein Spiegel an der Decke oder halbnackte Deko-Figuren nicht gerade Ihr Ding sind, möchten wir Ihnen ein paar kleine, aber feine Anre-gungen für ein lustvolleres Ambiente geben (keine Sorge, wir stellen nicht gleich alles auf den Kopf; den feinen Unterschied werden nur Sie bemerken). Ein klitzekleiner Hauch von Luxus genügt oft, um ein sexy Ambiente zu schaffen. Versuchen Sie es einmal mit ein paar der folgen-den Accessoires — und es wird heiß hergehen!

Nackte Tatsachen!
Laut einer Studie geraten 85 Prozent aller Frauen
beim Lesen von Erotik-Krimis in Wallung.

56 Sanftes Licht

Gibt es bei Ihrer derzeitigen Beleuchtung nur grellhell
oder stockdunkel? Dann lohnen sich ein paar Euro für
einen Dimmer, um die Helligkeit der Lampen zu regeln:
Das weiche Licht schmeichelt Ihnen und betont nicht
gleich jede Pore. Eine echte Verbesserung!

57 Rote Glühbirnen ...

... tauchen den Raum in einen wunderbar warmen Schein.
Sie tropfen nicht wie Kerzen, machen also keine unschö-
nen Wachsflecken, wirken aber genauso verführerisch!

58 ... oder ein rotes Tuch

Über die Nachttischlampe drapiert, erfüllt es den Raum
sogleich mit einem warmen, erotisierenden Licht – und
die Stimmung wird erheblich heißer.

Hier spielt die Musik

Prickelnde Musik in Reichweite neben dem Bett zu haben, kommt auf jeden Fall immer gelegen. Ein paar Euro in einen kleinen CD-Spieler zu investieren, lohnt sich deswegen allemal. So können Sie jederzeit die Musik auswählen, die gerade zur Situation passt, und sind nicht auf das Gedudel aus dem Radiowecker angewiesen. Denn wer steht schon auf Verkehrsnachrichten am frühen Morgen?

 Rosa Orchideen als Lustmacher

Kennen Sie Georgia O'Keeffes unzähligen Gemälde und Zeichnungen von Orchideen, die alle aussehen wie ein gewisser Teil der weiblichen Anatomie? Nun, das kommt nicht von ungefähr. Orchideen wirken unglaublich sinnlich und erotisch. Ihr bloßer Anblick dürfte zum fantasievollen Liebesspiel animieren.

 Erotische Bettlektüre

Zugegeben, die Art von Erotikkrimis, die im Supermarkt vor der Kasse ausliegen, sind nicht gerade jedermanns Geschmack. Aber schmökern Sie ruhig einmal in diesen Geschichten über Lust und Laster: Sie sind prallvoll mit

Sexideen zum Nachmachen – sofern Sie es geschafft haben, die Lektüre wieder aus der Hand zu legen. (Wenn Sie auf etwas anspruchsvollere Literatur stehen, dann sei Ihnen *Das Delta der Venus* von Anaïs Nin ans Herz gelegt oder *Die Geschichte der O* von Pauline Réage.)

62 Wie man sich bettet ...

Gönnen Sie sich als Bettwäsche edlen Zwirn vom Allerfeinsten – ägyptische Baumwolle etwa. Dabei gilt: je feiner das Garn, desto höher die Fadenzahl, desto erstklassiger die Qualität – und desto schöner das weiche Gefühl auf der nackten Haut. Wie heißt es so schön? Ein Drittel seines Lebens verbringt der Mensch im Bett. Es darf auch gerne etwas länger sein!

63 Die Farben der Lust

Können die richtigen Farben die Stimmung anheizen? Absolut. Um ein sinnenfreudiges Ambiente zu schaffen, achten Sie darauf, dass Bettlaken, Vorhänge und Wände in warmen Farben gehalten sind, in einem schönen dunklen Rot oder Orange. Meiden Sie kalte Farben wie weiß oder mintgrün. Sie wirken kalt und lassen die Leidenschaft gefrieren.

Feng Shui … und die Liebe fließt

Nach Feng Shui, der alten chinesischen Lehre vom richtigen Wohnen, können wir viel dafür tun, um das *Chi*, die positive Energie, in Fluss zu bringen. Damit die Liebesenergien harmonisch fließen, stellen Sie das Bett so, dass die Füße nicht zur Tür zeigen. Dann stellen Sie die optimale »Beziehungsecke« fest (von der Tür aus gesehen ist das der hinterste rechte Bereich). Beseitigen Sie dort allen unnötigen Kram und stellen stattdessen zwei rote Kerzen auf. Die entzünden Ihr Liebesleben im Nu.

PLUS: Vier Dinge, die Ihr Bad in eine Liebesoase verwandeln

 Ganzkörperspiegel – die nackte Lust

Sich jedes Mal splitterfasernackt zu sehen, sobald man aus der Dusche steigt, regt zu weiteren nackten körperlichen Aktivitäten an (gilt gleichermaßen für sie und ihn).

 Durchscheinender Duschvorhang – Liebesrauschen garantiert!

Auf diese Weise bieten Sie Ihrem Liebsten jedes Mal einen aufreizenden Anblick, wenn Sie sich einseifen.

Große, kuschelweiche Handtücher – ein Hauch von Luxus

Es steigert die Genießerstimmung.

 Duftkerze – für sinnlich schöne Stunden

Selbst wenn Sie die Kerze nie anzünden – unterschwellig hält sie die erotische Fantasie am Glimmen.

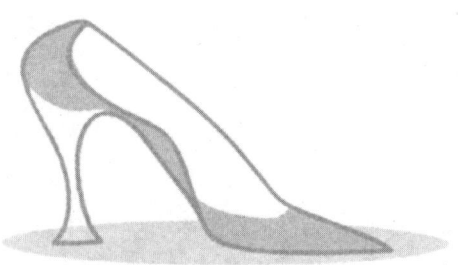

KAPITEL 5

Aufreizende Verpackung

Stellt man sich Sex als Geschenkpäckchen vor, um das sich jeder reißt, dann sind die Kleider die hübsche Verpackung. Und wenn die Verpackung stimmt, verzehrt sich so mancher danach, sie aufzureißen. Und das wissen wir Frauen natürlich instinktiv, weshalb wir Stunden, Tage oder gar Wochen mit Shoppingtouren verbringen, um das perfekte Outfit samt verführerischer Wäsche zu finden, damit wir uns so richtig gut fühlen – unwiderstehlich und einfach sexy. Dabei sind wir leicht versucht zu meinen, wir müssten einen riesigen Kleiderschrank voll mit dem neuesten Fummel haben, um etwas herzumachen. Vergessen Sie es! Es sind oft die kleinsten Kleinigkeiten, winzige Accessoires, die Sie in eine granatenmäßige Sexbombe verwandeln. Kombinieren Sie ein paar unserer Tipps, dazu ein paar unserer extra sexy Frisuren- und Make-up-Tricks, und Sie werden einen geradezu magnetischen Sexappeal verströmen. Ihre Kleider haben Sie da bestimmt nicht lange am Leib (aber das war ja auch nicht so gedacht!).

Ein Hauch von Nichts

Wie jeder weiß, gehört das Kleine Schwarze zur Grund-ausstattung jeder Frau. Aber nicht nur das. Ein Hauch von Nichts gehört ebenso in jeden Kleiderschrank – eine feine Spitzen-Garnitur oder ein Spitzen-Tanga in *noir*. So erübrigt sich fortan die leidige Frage, was Sie unter Ihrem Kleinen Schwarzen tragen sollen, das Sie nun umso selbstbewusster zur Schau tragen.

 Berührend

Tragen Sie Stoffe, die zum Anfassen regelrecht einladen wie Seide, Veloursleder, Kaschmir, Webpelz (also nicht gerade Ihre ausgeleierten Schlabberklamotten aus Baum-wolle). Die weichen Fasern fühlen sich wunderbar weich an auf der Haut und betteln förmlich um Streicheleinhei-ten. Bezirzen Sie Ihren Schatz, so dass er die Hände gar nicht mehr von Ihnen lassen kann.

 Lassen Sie es funkeln!

Auch wenn Sie sonst kaum Schmuck tragen, wird eine glitzernde Bauchkette, ein blitzender Zehenring oder ein funkelnder Oberarmreif seine Blicke bannen. Nutzen Sie das weidlich aus!

72   Der perfekte Lidstrich – dramatisch schön

Ziehen Sie den Lidstrich mit einem schwarzen Kajal, den Sie leicht verwischen. Das macht rauchig sexy. Und ganz schön verrucht. Finden Sie nicht? Nur zu, die Nacht gehört Ihnen!

 73   »Im Handumdrehen« schön!

Mit einer Maniküre wird aus rauen, rissigen Fingern im Nu ein verführerischer Blickfang. Plötzlich wirkt jede Handbewegung, die Sie machen, wie hypnotisierend; alles was Sie berühren – jeder Gegenstand, jede Person, jedes Körperteil erfährt ein sinnliches Streicheln.

 74   Falsche Fingernägel – echt scharf!

Zugegeben – lange, künstliche Nägel aufzukleben, ist eher eine unpraktische Angelegenheit und nichts für jeden Tag. Aber zur richtigen Gelegenheit machen sie ordentlich was her und wirken ganz schön wild! Sie eignen sich beispielsweise zum Ausgehen am Wochenende oder wenn Sie mal nicht groß im Haushalt zu tun haben. Sie werden staunen, was diese *scharfen* Krallen so alles bewirken können!

Rapunzel, lass dein Haar herunter!

Lösen Sie Ihr Haar — beim Essen oder wann immer er am wenigsten damit rechnet. Diese katzenhaft elegante Bewegung verleiht Ihnen eine extra Portion Sexappeal. Und offenes Haar ist seit jeher ein Schlüsselreiz!

 ## Dessous — auch außer Haus

Gehören Sie zu den Frauen, die meinen, verführerische Dessous seien nur dazu da, um ihm im Bett eine verführerische Augenweide zu bieten? Wieso? Aufreizende Strapse oder hauchdünne Reizwäsche können (und sollten) Sie jederzeit tragen, wann immer Ihnen danach ist. Einfach drunterziehen. Das merkt keiner. Aber das bloße Wissen darum, dass direkt unter Ihrem Alltagskostüm eine scharfe erotische Bombe tickt, die sich am Abend mit einem riesigen Knalleffekt in *seinen* Armen entladen wird, sollte Ihnen den Tag versüßen!

 ## Exotisches Feeling

Stecken Sie sich zart duftende, tropische Blüten ins Haar — Freesien oder Jasmin. Exotische Aromen wirken unglaublich sexy und wecken paradiesische Träume. Duftet nicht nur prickelnd, sondern sieht auch zum Anbeißen aus.

Der Scheitel-Trick

Kämmen Sie Ihr Haar doch einfach einmal zur anderen Seite. Diese winzige Veränderung wird ihn irritieren. Er wird Sie die ganze Zeit ansehen und überlegen: *Irgend-etwas ist anders, aber was*? Lassen Sie ihn ruhig raten. Denn Sie wissen ja: Die kleinen Geheimnisse einer Frau sind das stärkste Aphrodisiakum.

 Tragen Sie Rot — *feuer*rot!

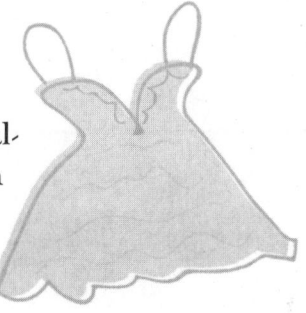

Rot ist eine Farbe mit starker Signal-wirkung. Wagen Sie den Versuch und tragen Sie ein rotes Kleid oder rote Schuhe. Spielen Sie mit dem Feuer!

 Geben Sie sich »zugeknöpft«!

Viele Knöpfe machen es bekanntlich zu einer ziemlichen Prozedur, bis man aus den Klamotten ist. Ganz recht. Aber die Prozedur hat durchaus auch etwas Positives. So wird das Ausziehen automatisch zu einem heißen Strip-tease, wenn Sie ganz langsam, Knopf für Knopf, Ihre Bluse öffnen. Oder vielleicht möchte er das übernehmen. So ein kleines Geduldspiel steigert die Lust! Für beide!

81   Tragen Sie Lippenstift auf ...

... und lassen Sie ihn zusehen. Ein Klassiker! Kaum ein Mann kann dieser Verführung widerstehen.

Nackte Tatsachen!

Laut einer aktuellen Umfrage schlüpfen 74 Prozent der befragten Frauen in sexy Dessous, um ihr Liebesleben anzuheizen. Außerdem finden 61 Prozent der befragten Männer eine Frau in Dessous aufreizender als völlig unbekleidet.

 **82**   Sexy Schlabberklamotten

Ja, auch in bequemen Klamotten für faule Tage zu Hause kann Frau süß und sexy aussehen. Es muss ja nicht ausgerechnet die weite Pluderhose mit Gummizugbund sein. Wählen Sie lieber ein neckisches T-Shirt zu knackigen Hotpants oder einen Pulli mit tiefem Ausschnitt zu einer sexy Jeans. So wird aus einem uninteressanten Gemüse augenblicklich ein heißer Feger.

Tragen Sie Leder

Ob Jacke, Hose oder einfach nur ein Armband – ein wenig Leder verleiht Ihnen den Anstrich einer verruchten Motorrad-Mieze oder eines bösen Mädchens und lässt sein Herz höher schlagen (und falls Sie bei echtem Leder Gewissensbisse bekommen – Kunstleder tut es auch!).

 Zeigen Sie Dekolleté!

Wie wäre es damit? Push-up-BH, sexy Top und Glitzerkette, die im tiefen Ausschnitt zwischen den betonten Brüsten funkelt. Von diesem Anblick wird er sich kaum mehr losreißen können!

Ein paar Spritzer Männerduft

Geben Sie ein paar Tupfer von seinem Duftwasser auf Ihre besonders erogenen Zonen (Dekolleté, Nacken, zwischen die Schenkel). So haben Sie den ganzen Tag einen Hauch seines männlichen Geruches in der Nase, was Sie unterschwellig ständig an ihn erinnert und Fantasien entfacht!

Setzen Sie tierische Akzente!

Ein kleiner Schal mit Leopardenmuster oder ein zebrage-musterter Stringtanga – schon fühlen Sie sich einen Tick ungezähmter.

 Ein Tattoo für zwischendurch

Überraschen Sie ihn mit einem kleinen Herz auf der Po-backe oder einer langen Liane, die sich an Ihrem Innen-schenkel rankt. Er wird darauf abfahren! (Er muss ja nicht wissen, dass es ein Fake-Tattoo und wieder entfern-bar ist.)

 Hautenges Trägerhemd

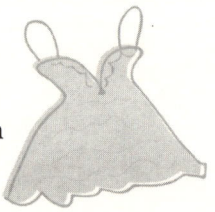

Die Alternative zum BH. Er wird kein Auge von Ihnen lassen können!

 **Tragen Sie seine Klamotten**

Ein weißes Männerhemd auf nackter Frauenhaut hat einen ganz besonderen Reiz. Vielleicht liegt es am Kont-rast von rauem Stoff auf weicher Haut? Oder daran, dass die Falten des übergroßen, halb aufgeknöpften Hemds die

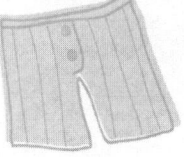

Schenkel sanft umstreichen und die weiblichen Reize umspielen? Wie genau die Wirkung entsteht, ist eigentlich auch egal. Hauptsache, es wirkt – und das tut es!

Nackte Tatsachen!

In einer Studie des *Kinsey Institute* und *Olfactory Research Fund* waren zwei Gruppen von Frauen aufgefordert, sich erotische Erlebnisse vorzustellen. Der einen Gruppe wehte dabei der Hauch eines Männerparfüms um die Nase (*Drakkar Noir*, um es genau zu sagen); der anderen nicht (auch kein Frauenparfüm). Die Studie ergab, dass die Frauen der »Männerparfüm«-Gruppe leichter erregbar waren als die Vergleichsgruppe, die keinerlei Duft ausgesetzt war.

 90 Netzstrümpfe unter Jeans!

Lassen Sie die Strümpfe an den Fesseln ein wenig hervorblitzen. Das hat etwas von Vamp und wirkt magisch erotisch.

Verführerische Strapse

Lange keine mehr getragen? Dann wird es höchste Zeit! (Die Strapse machen Sie zu einer erotisch anziehenden Femme fatale – wie aus einem Film der vierziger Jahre; da spielt er sicherlich gerne die männliche Hauptrolle.) Also, wenn Sie das nächste Mal abends ausgehen, dann schieben Sie die Hand Ihres Liebsten ganz unauffällig unter Ihren Rock, und zwar nur so viel, dass er die kleine Überraschung ertastet – ist raffiniert und wirkt äußerst geheimnisvoll.

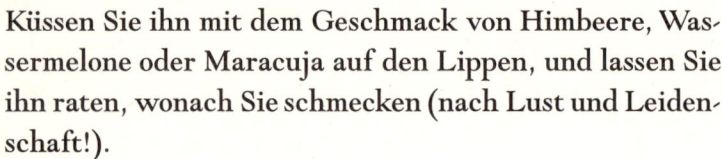

 **Lipgloss mit Aroma**

Küssen Sie ihn mit dem Geschmack von Himbeere, Wassermelone oder Maracuja auf den Lippen, und lassen Sie ihn raten, wonach Sie schmecken (nach Lust und Leidenschaft!).

 Intimkosmetik – Teilrasur gefällig …

Stutzen Sie das Schamhaar Ihrer »Bikinizone« ein klein wenig mehr in Form als nötig … er wird Augen machen! Garantiert.

Von Frau zu Frau

»Kurz nach meiner Intimrasur in diesem Sommer hatte ich mit meinem Mann den wildesten Sex, bei dem wir beide zum ersten Mal gleichzeitig zum Orgasmus kamen! Ich nehme an, das lag an der erhöhten Reibung oder so was. Danach jedenfalls haben wir uns bei meiner Kosmetikerin mit einem Blumenstrauß bedankt!«

Alexa, 35

 ### 94 ... oder Ganzrasur?

Fragen Sie im Kosmetiksalon nach einer Ganzrasur im Intimbereich, bei der sämtliche Schamhaare unterhalb der Gürtellinie entfernt werden. Für Anfängerinnen ist das ein angenehm prickelndes Erlebnis, das frivole Fantasien erregt: *Hmm, wie es sich jetzt wohl anfühlen würde, wenn er* _____. (Füllen Sie die Lücke!) Seine Fantasie hingegen wird sich beim Anblick Ihrer neuen Erotikfrisur ganz von alleine entzünden.

Streichelglatte Haut

Nehmen Sie sich Zeit, und cremen Sie jeden Zentimeter Ihres Körpers mit einer Feuchtigkeitslotion ein. Ihre Haut wird wunderbar weich und zart – zum Verlieben.

 Lieben Sie es süß?

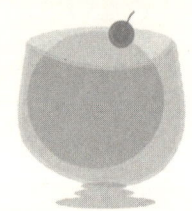

Dann legen Sie sich doch einmal eine Bonbon- oder Brausekette um den Hals. Als Knabberspaß zum Nachtisch – für ihn.

 **Wilde Mähne**

Fönen oder toupieren Sie Ihr Haar öfter zu einer wilden Mähne, und zupfen Sie einzelne Strähnen heraus – das betont Ihre wilde, ungezähmte Seite noch einen Tick mehr.

 Ein »unsichtbarer« BH – hauchzart und transparent

Das seidige, hautfarbene Material versteckt, nun ja ... *nichts*. Unter einem weißen T-Shirt getragen, wird er denken *Hey ... trägt sie heute gar keinen BH?* Und das wird er genauer erkunden wollen.

Unten ohne

Slips: Wozu eigentlich? Ob Sie Ihrem Liebsten erzählen, dass Sie unten ohne sind oder das süße Geheimnis zunächst für sich behalten – ganz egal. Der Abend wird sicherlich interessanter.

 Nackt bis auf die ... Stöckelschuhe

Probieren Sie es aus: Legen Sie wie jeden Abend die Kleider ab, und ziehen Sie alles aus, bis auf die Stöckelschuhe. Stöckeln Sie durch die Wohnung, als wäre Ihnen das gar nicht bewusst. Mal sehen, wie lange es dauert, bis er über Sie herfällt!

Was Männer anmacht

»Eines Abends war ich mit meiner Frau zum Essen aus. Wir nahmen Platz, aber sie legte ihren Mantel nicht ab. Ich fragte nach und sie sagte nur, das ginge gerade nicht – und starrte mich vielsagend an. Wie sich herausstellte, trug sie nichts außer eben diesem Trenchcoat und High Heels. Ich brachte keinen Bissen hinunter und hatte die ganze Zeit nur einen Gedanken im Kopf: *So ein heißes Biest – das habe ich ja noch nie erlebt.*« Tom, 31

---

101 Feminine Raffinesse – der Unterrock

Der Seidenunterrock findet sich heute kaum noch im Kleiderschrank einer Frau. Schade eigentlich, denn es gibt gute Gründe, dem nostalgischen Stück ein gebührendes Comeback zu bereiten: Dieser feminine Zauber fühlt sich nicht nur fantastisch an, sondern sieht auch umwerfend aus und erinnert an die Hollywood-Göttinnen der vierziger Jahre (man denke nur an Elizabeth Taylor in *Die Katze auf dem heißen Blechdach*). Lenken Sie seine Blicke darauf – bei jedem Anziehen und Ausziehen. Das lässt romantische Funken sprühen und sorgt für ein »filmreifes« erotisches Feuerwerk.

102 Reichlich Klimbim

Tragen Sie im Bett nichts außer Schmuck auf der nackten Haut – das beflügelt seine Fantasien, und er hält Sie für ein Vegas-Showgirl: Streichen Sie mit langen, baumelnden Ohrringen über sein Genick, lassen Sie die Armbänder unter der Bettdecke ordentlich klingeln, streifen Sie mit der ellenlangen falschen Perlenkette an seinen Beinen entlang. (Oder punkten Sie zusätzlich und fesseln ihn damit an den Bettpfosten.)

103 Angezogen – im doppelten Sinn

Hin und wieder ist es ganz egal, was Sie anhaben, so-
lange Sie es nur anbehalten! Ziehen Sie einfach sämtliche
Klamotten, die beim Liebesspiel irgendwie im Weg sind,
nach oben oder nach unten oder schieben Sie sie beiseite.
Das verleiht dem Sex eine ungestüme »jetzt-und-sofort«-
Note, die ihn umso heißer macht.

Was Männer anmacht

»Viele Frauen lassen es einfach bleiben, sich für
ihren Mann sexy zurechtzumachen, sobald sie einmal unter der Haube sind. Nicht Nancy. Sie zeigt
mir immer wieder, was für ein heißes Luder sie
ist. Sie hat dann diesen speziellen Gang, der nur
für mich bestimmt ist, bei dem sie ziemlich beweg-
lich umherstolziert und die Hüften wiegt. Wenn
sie abends von der Arbeit nach Hause kommt,
dann lässt sie die Stöckelschuhe noch ein
paar Minuten an – gerade so lange, bis
sie sicher ist, dass ich ihren aufreizenden Gang auch tatsächlich
bemerkt habe. Ich zerre sie
dann am liebsten
sofort ins Bett.«
Mark, 32

KAPITEL 6

Übung macht den Meister!

Es ist wissenschaftlich erwiesen: Frauen, die Ausdauersport treiben, haben besseren Sex. Aber nicht etwa, weil Frau einen Waschbrettbauch oder knackigen Hintern zur Schau trägt. Nein, der Sport macht sie energiegeladener und beweglicher, kurbelt den Kreislauf an und hat auch sonst allerlei positive Effekte, die sich im Bett absolut auszahlen. Aber welche Übungen sind die besten? Betrachten Sie die nachstehend aufgeführten Übungen als Ihr persönliches Trainingslager, und Ihr Sexleben kommt tiptop in Form! Im Gegensatz zu den üblichen Fitnessprogrammen zielen die Übungen auf die Körperteile, die beim Sex auch tatsächlich zum Einsatz kommen (und wir wetten, dass Ihr Trainer Ihnen nichts davon beibringen wird!). Zudem können Sie viele der Übungen bequem zu Hause durchführen, und Sie brauchen nicht einmal einen Gymnastikanzug oder Sport-BH. Anders gesagt: Faule Ausreden gibt es keine — und die suchen Sie auch gar nicht mehr nach den ersten olympiareifen Höhepunkten im Bett!
Auf die Plätze, fertig, los!

Die Katze

Vorteil der Übung: Sie ist kinderleicht. Umso beweglicher Sie *außerhalb* des Bettes sind, umso beweglicher sind Sie *im* Bett – in allen möglichen Stellungen (und Vorschläge dafür halten wir in Kapitel 17 zur Genüge bereit).

Und so geht's: Gehen Sie in den Vierfüßlerstand, die Handgelenke sind dabei direkt unter den Schultern, die Knie unter den Hüften. Atmen Sie tief ein, und machen Sie einen Katzenbuckel, indem Sie Ihr Rückgrat vom Nacken bis zum Steiß Wirbel für Wirbel dehnen. Den Kopf strecken Sie dabei leicht nach oben. Dann atmen Sie aus, gehen ins Hohlkreuz, lassen den Kopf nach unten sinken und gehen erneut in die Katzenbuckel-Haltung. Machen Sie den mittleren Teil des Rückens so rund wie möglich. Etwa zehnmal wiederholen – das hält gelenkig. Auch im Bett.

 **Heißes Hüftkreisen**

Vorteil der Übung: Geschmeidige Hüftbewegungen, was in der Waagerechten sehr gelegen kommt.

Und so geht's: Stellen Sie sich aufrecht hin, die Füße leicht auseinander und die Hände in die Hüften. Nun lassen Sie die Hüfte kreisen – nach rechts, vor, nach links und zurück. Beginnen Sie gegen den Uhrzeigersinn. Achten Sie auf eine weich fließende Bewegung. Zwölfmal wiederholen, dann noch einmal im Uhrzeigersinn.

 Rücken dehnen

Vorteil der Übung: Verspannungen im unteren Rücken sind keine Seltenheit, was leicht zu Zerrungen und Verrenkungen führen kann. Muskellockerungsübungen können die Verspannungen lösen.

Und so geht's: Nehmen Sie einen hüfthohen Küchenhocker (idealerweise mit gepolstertem Sitz oder einem Kissen), legen Sie den oberen Rücken auf die Sitzfläche und lassen Sie den unteren Rücken und das Becken frei hängen. Die Arme strecken Sie über den Kopf, um die Balance zu halten. Spüren Sie, wie sich die Muskeln im unteren Rücken entspannen? Atmen Sie tief ein und aus. Steigern Sie diese Dehnübung mit der Zeit auf fünf Minuten.

 Kräftigung der Zwerchfellmuskeln

Vorteil der Übung: Eigenartig, aber wahr – viele Frauen atmen nicht richtig beim Sex. Anstatt tief einzuatmen, geben sie flache Atemstöße von sich, wodurch der Körper nicht die Menge an Sauerstoff bekommt, die er zur vollen sexuellen Erregung braucht. Um dies zu ändern, müssen Sie Ihr Zwerchfell kräftigen, die Muskeln also, die zwischen Lunge und Oberbauch liegen.

Und so geht's: Atmen Sie langsam ein, sodass sich der Bauch aufbläst, und halten Sie dabei Schultern und Brustkorb so ruhig wie möglich. Dann atmen Sie langsam aus und spüren, wie sich Ihr Bauch zusammenzieht. Versuchen Sie diese Übung zunächst allein, um ein Gefühl dafür zu bekommen, und dann versuchen Sie sie ganz bewusst während des Liebesspiels anzuwenden — die erhöhte Sauerstoffzufuhr wird sich positiv bemerkbar machen!

 ## Sexy Schenkel

Vorteil der Übung: Die vorderen Oberschenkelmuskeln werden kolossal beansprucht, wenn sich die Frau beim Sex oben befindet. Ein Grund mehr, die Spannkraft dieser Muskeln zu erhalten, damit Sie den Spaß an dieser dominanten Reiterstellung nicht verlieren.

Und so geht's: Drücken Sie den Rücken fest gegen die Wand, und gleiten Sie dann langsam nach unten, bis Sie in die Halbhocke kommen und Ihre Oberschenkel parallel zum Fußboden sind. Halten Sie diese Stellung für 30 Sekunden, und steigern Sie die Übung mit der Zeit auf ein bis zwei Minuten.

Spannung von Kopf bis Fuß

Vorteil der Übung: Diese Übung sorgt für eine bessere Blutzirkulation vom Kopf bis zu den Zehen – ein perfektes Aufwärmtraining vor dem Sex.

Und so geht's: Gehen Sie in den Vierfüßlerstand. Halten Sie den Po oben und »laufen« Sie mit den Händen nach vorn, so dass sich Ihr Körper nach vorn schiebt, bis Kopf und Brust fast den Boden berühren. Dann ziehen Sie den Kopf nach hinten, was Becken und Po weiter nach oben schiebt. Verharren Sie kurz und schieben den Körper dann langsam wieder zurück. Führen Sie diese Schaukelbewegung etwa eine Minute lang aus. Danach schieben Sie den Körper nach vorn und verlagern das Gewicht auf die Hände. (Ihr Rücken sollte dabei von den Schultern bis zum Gesäß über den Knien eine nahezu gerade Linie bilden; auch die Arme sollten von den Schultern abwärts gerade und durchgestreckt sein.) Schieben Sie sich langsam nach vorn, atmen Sie ein und drücken Sie dabei leicht die Pobacken zusammen. Nun atmen Sie aus und kehren zurück in die Ausgangsposition (das Gewicht lagert jetzt auf den Knien, der Po wird oben gehalten). Wiederholen Sie diese Übung bis zu einer Minute.

 **Der Flamingo**

Vorteil der Übung: Der Flamingo ist ein Klassiker unter den Dehnübungen für die Oberschenkel-Vorderseite und stärkt gleichzeitig Herz und Kreislauf – ein eindeutiges Plus für viele Sexstellungen.

Und so geht's: Stellen Sie sich aufrecht hin, so dass die Füße nebeneinander auf dem Boden stehen. Winkeln Sie zunächst das rechte Bein im Kniegelenk an, und zwar so weit, dass Ihre Ferse in Richtung Po zeigt. Halten Sie zur Unterstützung mit der rechten Hand den Fuß auf Höhe des Spanns. Die linke Hand locker an der Seite hängen lassen. Wiederholen Sie die Übung nun mit dem linken Bein. Falls Sie nicht so geübt sind, versuchen Sie es mit einem kleinen Trick: Legen Sie eine flotte Musik auf und kicken Sie die Beine vor und zurück. Das baut die Muskeln langsam auf und meidet Verletzungen. Halten Sie mindestens fünf Minuten durch. Mit 15 Dehnungen pro Tag liegen Sie ganz gut. Danach können Sie die Übung steigern.

 Die klassische Kegel-Übung (für Anfänger)

Vorteil der Übung: Die Kegel-Übung, benannt nach Dr. Arnold Kegel (wahrscheinlich haben Sie schon einmal davon gehört), trainiert den Pubococcygeal-Muskel, den

Schambein-Steißbein-Muskel (kurz auch PC genannt) im Bereich des Beckenbodens. Ein gut trainierter PC ist für das Lustempfinden beim Liebesspiel eine überaus nützliche Basis. Der PC umgibt die Vagina und zieht sich während des Orgasmus rhythmisch zusammen. Je trainierter der PC-Muskel, desto stärker empfinden Sie den Orgasmus. Und je stärker der Orgasmus, desto glücklicher sind Sie danach!

Und so geht's: Vergewissern Sie sich zunächst, dass Sie auch wirklich wissen, von welchen Muskeln wir sprechen (das lässt sich leicht herausfinden, denn es handelt sich um jene Muskeln, mit denen der Urinstrahl unterbrochen werden kann). Spannen Sie den PC nun langsam und so fest Sie können für drei Sekunden an, und lockern Sie ihn daraufhin wieder. Steigern Sie langsam die Häufigkeit der Übung, so dass Sie nach einiger Zeit 25 bis 30 Wiederholungen pro Trainingseinheit machen.

 Schnelle »Klimmzüge« für den Beckenboden

Vorteil der Übung: Diese Übung ist eine Variante der klassischen Kegelübung, die intervallartig ausgeführt wird. Sie verleiht eine gute Kontrolle über den PC, was die Durchblutung des Beckenbodens und damit die Orgasmusfähigkeit verbessert.

Und so geht's: Spannen Sie die Muskeln in rascher Folge stark an und entspannen Sie sie sofort wieder. Halten Sie zehn Sekunden lang durch. Wenn Sie den Dreh raushaben, verlängern Sie die Trainingseinheit auf 15 bis 20 Sekunden.

Nackte Tatsachen!

Nach einer Studie der University of British Columbia in Kanada bringen bereits zwanzig Minuten Ausdauertraining Herz und Kreislauf in Schwung, der Testosteronspiegel steigt, und die sexuelle Bereitschaft wird stimuliert.

113 Kegel-Übung (für Fortgeschrittene)

Vorteil der Übung: Während die zuvor genannten Kegelübungen vor allem das Hochziehen der Muskeln trainieren, geht es in dieser Übung um die oft vernachlässigten Muskeln, die an der rückläufigen Bewegung beteiligt sind.

Und so geht's: Führen Sie die Kegelübungen wie gehabt aus und versuchen Sie, die Muskeln nach außen zu pressen, wenn Sie zu Ihrer normalen Position zurückkehren. Dann spannen Sie den Beckenboden wieder an.

PLUS: Fünf Übungen für den sexuellen Lustgewinn

 Sit-ups/Rumpfbeugen

Bei den Rumpfbeugen werden auch die Beckenmuskeln trainiert, die die Geschlechtsorgane stützen und sich während des Orgasmus zusammenziehen. Je stärker diese Muskeln sind, desto intensiver erleben Sie den Höhepunkt.

 Pilates

Die Pilates-Methode ist ein ganzheitliches Körpertraining, bei dem die Muskeln des Beckenbodens und die tiefe Rumpfmuskulatur gezielt gekräftigt werden. Je bewusster man diese Muskeln kontrollieren kann, desto größer ist die Empfindsamkeit in diesem Körperbereich — auch die sexuelle.

 Power-Walking

Regelmäßiger Dauerlauf an der frischen Luft verbessert die Durchblutung des ganzen Körpers, auch die der Regionen unterhalb der Gürtellinie. Um auch den sexuellen Lohn dieses »Frischlufttrainings« zu ernten, empfiehlt es sich, drei- bis viermal die Woche mindestens 20 Minuten laufen zu gehen.

 **Skating – ein rollendes Vergnügen**

Ob Inline-Skating, Rollschuhlaufen oder Schlittschuhlaufen – es trainiert die innere Oberschenkelmuskulatur, eine typische Schwachstelle bei uns Frauen. Kräftigen Sie diese Muskeln, und der Erfolg lässt nicht lange auf sich warten: Das Training hilft auch dem Orgasmus *kräftig* auf die Sprünge!

 **Yoga**

Durch die Kombination von körperlicher Bewegung und innerer Konzentration wird die Lebensenergie stimuliert und der Geist frei von störenden Gedanken *(Oje, das Hundefutter ist alle!; Ich muss noch den Trockner ausräumen und Wäsche aufhängen)*. So können Sie sich völlig entspannt und gelöst auf Ihren unwiderstehlichen Partner einlassen.

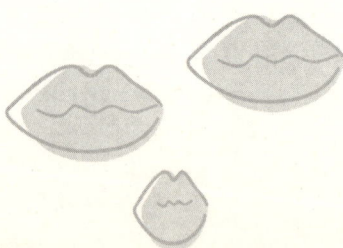

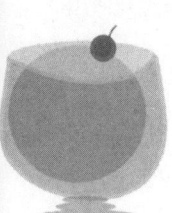

KAPITEL 7

Auch Sex geht durch den Magen — Erotik à la carte

Kein Zweifel, Essen macht Spaß. So sehr, dass es Sie wahrscheinlich gleich zum Kühlschrank zieht, weil Sie prompt Appetit auf den restlichen Nudelauflauf oder ein Bier bekommen. Aber was, so werden Sie sich fragen, hat das mit Sex zu tun? Ob Sie es glauben oder nicht, eine ganze Menge. Studien haben erwiesen, dass bestimmte Vitamine und Mineralstoffe den Hormonspiegel anheizen sowie das erotische Verlangen und die sexuelle Empfindsamkeit steigern. Die natürlichen Lustmacher sollen eine merkliche erotische Wirkung haben und sinnliche Begierden wecken. Sollten Sie sich also nach einem Essen mit Ihrem Liebsten wundern, warum Sie plötzlich in Stimmung kommen und Lust auf ihn haben, dann könnte das durchaus an einem der nachstehend aufgeführten Nahrungsmittel liegen ... und wer weiß, vielleicht bekommt das ein oder andere ja einen Stammplatz auf Ihrem Einkaufszettel. Guten Appetit!

119 Kaviar

Diese feine Delikatesse taugt nicht nur als ausgefalle-
nes Beiwerk für schnieke Cocktailpartys. Fischeier sind
reich an Magnesium, einem Mineral, das der sexuellen
Ausdauer und Empfindsamkeit förderlich ist. Wundern
Sie sich also nicht, wenn aus einem Getändel nach dem
Genuss von Kaviar schnell eine heiße Nummer wird.

120 Schokolade

Diese kakaohaltige süße Versuchung ist für die meisten
Frauen das Suchtmittel der ersten Wahl. Und das aus
gutem Grund. Kakao weist eine Vielzahl wertvoller In-
haltsstoffe auf, darunter auch Methylxanthine, welche
stimulierend wirken und, wenn man neueren Forschungs-
ergebnissen glauben darf, die Ausschüttung des Glücks-
hormons Dopamin anstoßen.

121 Kaffee

Klar, Kaffee hält munter. Das wissen wir alle. Aber das
darin enthaltene Koffein hat noch andere Wirkungen: Es
erhöht die Lustgefühle, die sexuellen ebenso wie andere.
Um auf Nummer sicher zu gehen, also lieber einen doppelten Espresso!

Eier

Eier sind reich an Vitamin B_6, egal ob hart gekocht, als Rührei oder Spiegelei. B_6 ist an einem ausgeglichenen Hormonspiegel beteiligt und hilft dem Körper bei der Stressbewältigung. Drückt Ihnen der Alltagsstress auf die Seele, oder hindert Ihre Schwiegermutter Sie an einem erfüllten Liebesleben? Wie wäre es mit einem Omelette? Damit kommt so manches wieder ins Lot. Oder Sie probieren andere Vitamin-B-reiche Speisen: Spinat, Karotten, Erbsen, Sonnenblumenkerne, Weizenkeime, Fisch.

 Kartoffeln

Klar, was den Cholesterinspiegel angeht, sind Pommes frites natürlich ganz und gar nicht gut. Aber Kartoffeln an sich enthalten die Vitamine B_5 und B_6, die an der Produktion der Sexualhormone ganz wesentlich beteiligt sind. Und diese wiederum sind ganz wesentlich an Ihrem Triebleben beteiligt – eine sexuelle Kettenreaktion.

 Knoblauch

Zugegeben, Knoblauch verursacht übelsten Mundgeruch und wirkt noch stundenlang nach dem Verzehr wie eine Massenvernichtungswaffe gegen Sex. Aber sehen wir mal über diese Kehrseite hinweg, dann vermag diese streng riechende Knolle auch Ihrem Sexleben eine durchaus würzige Note zu geben. Sie entspannt die Blutgefäße und verbessert dadurch die Blutzirkulation auch in den unteren Körperregionen. Tipp: Es gibt im Handel auch geruchsneutrale Knoblauchpräparate!

 Ingwer

Ob als Tee oder beim Sushi, dieses östliche Gewürz bringt den Stoffwechsel auf Touren, belebt den ganzen Körper und bringt die sexuellen Energien in Fluss.

 Ginkgo-Biloba-Tee

Frisch aufgebrüht wirkt dieser Kräutertee sexuell stimulierend. Er regt den Blutfluss an und erhöht die Blutkonzentration im Genitalbereich. Wundern Sie sich also nicht, wenn Sie in Wallung geraten und aus dem Teepäuschen ein Schäferstündchen wird.

 **Honig**

Trinken Sie Ihren Tee mit Zucker? Vielleicht sollten Sie ihn einmal mit Honig versuchen. Der gute alte Bienenhonig ist nämlich reich an Bor. Und Bor erhöht den Testosteronspiegel, der die sexuelle Lust steuert.

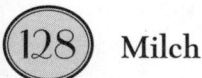

128 Milch

Kalzium ist nicht nur gut für Zähne und Knochen, es stärkt auch die Muskeln – auch die, die sich beim Orgasmus zusammenziehen. Falls Sie nicht zu den Milchtrinkern gehören, greifen Sie auf Brokkoli oder Süßkartoffeln zurück, die ebenfalls sehr kalziumhaltig sind.

129 Hafer

Haferbrei macht sexy, auch wenn er nicht so aussieht! Doch Studien haben ergeben, dass Hafer den Testosteronspiegel im Blut erhöht (Sex am frühen Morgen gefällig?).

130 Orangen

Lebensmittel, die reich an Vitamin C sind, sind nicht nur gut gegen Erkältungen, sie bringen auch Schwung in Ihr Sexleben. Das liegt daran, dass Vitamin C den Gehalt von Oxytocin im Körper erhöht. Oxytocin hat einen stimulierenden Effekt auf unser Sexualverhalten und ist daher auch als »Kuschelhormon« bekannt.

Austern

Dieses altbewährte Aphrodisiakum macht seinem legendären Ruf alle Ehre. Und nicht nur, weil es aussieht wie ... (nun, lassen Sie hier Ihre Fantasie spielen). Es enthält jede Menge Zink und andere Mineralien, die zur Herstellung von Sexualhormonen gebraucht werden – und da die Mineralien bereits als gelöste Salze vorhanden sind, kann unser Körper sie leicht resorbieren. Nur zu ... schlürfen Sie ..., und genießen Sie den kulinarischen »Scharfmacher«!

 **Soja**

Ob Sojabratlinge, Sojasoße oder Tofu (Sojabohnenquark) – Soja ist gesund. Es enthält pflanzliche Östrogene (Phytoöstrogene), die an die Östrogenrezeptoren in unserem Körper andocken. Und das steigert das sexuelle Verlangen auf natürliche Weise. Zudem haben Studien ergeben, dass Soja ein wirksames Mittel gegen die Symptome in den Wechseljahren, insbesondere gegen Hitzewallungen, ist. Aber es ist nicht nur gut für die Wechseljahre, sondern auch für die Gesundheit der Prostata, die männliche Geschlechtsdrüse, die einen Teil des Spermas produziert. Insofern profitieren Sie beide vom Genuss dieser knackigen Wunderbohne.

Fleisches-Lust

Fleischesser, freut euch! Rindfleisch und Geflügel hemmt die körpereigene Produktion von Prolaktin, einem Hormon, das in hoher Konzentration das sexuelle Verlangen dämpft. Aber keine Sorge, wenn Sie Vegetarier sind – Vollkornreis, Vollkornbrot, grüne Blattgemüse und krümelige Käsesorten wie Chester oder reifer Pecorino feuern ebenfalls die Lust an und wecken die Leidenschaft.

 Erdbeeren

Diese rundlichen, süßen kleinen Beeren sind einfach toll. Sie sehen schon von Natur nicht nur ziemlich sexy aus, sie liefern darüber hinaus auch Antioxidantien, die die Blutversorgung in den Sexualorganen ankurbeln. Lust auf ein heißes Date?

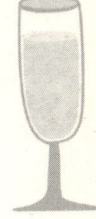

 Sushi

Sushi regt den Liebeshunger an und steigert die Lust. Erstens haben rotfleischige Fische wie Thunfisch und Lachs einen hohen Gehalt an Omega-3-Fettsäuren und L-Argenin. Diese Substanzen kurbeln die sexuelle Erregbarkeit an. Zweitens sind die Seetangblätter, die um

Sushi gewickelt sind, voll mit Jod, einem Element, das für einen ausgeglichenen Thyroxinspiegel sorgt. Und wenn der stimmt, kommt auch der Sex auf Touren. (Frauen, die unter einer schwachen Libido leiden, so die Wissenschaft, haben oft eine leichte Schilddrüsenunterfunktion.)

 **Tabasco-Sauce**

Die feuerscharfe Sauce entflammt mehr als nur Ihre Geschmacksknospen. Der Scharfmacher in den Chilischoten heißt Capsaicin, ein Stoff, der körperliche Veränderungen bewirkt, die der bei sexueller Erregung nicht unähnlich sind. Jeder kennt das: Ein klitzekleiner Tupfer davon und schon schießt einem die Röte ins Gesicht, man schwitzt und das Herz rast. Warum also nicht die Gunst des Augenblickes nutzen und statt nach einem Glas Wasser nach dem Liebsten greifen?

 **Walnüsse**

Sie enthalten Fettsäuren, aus denen der Körper Cholesterin herstellt. Das viel geschmähte Blutfett ist die Basis für alle Sexualhormone. Also: Ein extra Schuss Walnussöl im Salat oder Kuchenteig kann dem Liebesleben nicht schaden!

Wein

Wie wir alle wissen, baut Alkohol Hemmungen ab und führt zu allen möglichen Eskapaden. Aber Wein, vor allem Rotwein, enthält auch einen dem natürlichen Östrogen Estradiol verwandten Stoff, der bei Frauen die sexuelle Lust und die Schleimbildung anregt. Aber Obacht vor einem Glas zuviel. Nicht, dass Sie die Müdigkeit statt der Lust ins Bett zieht.

PLUS: Vier »Aphrodisiaka« von zweifelhaftem Ruf

 Ziegenkraut (Echtes Johanniskraut)

So hat einst ein Ziegenhirte die Pflanze benannt, dem auffiel, dass seine Herde närrisch und toll wurde, nachdem sie sich an diesem Kraut geweidet hatte. Wissenschaftler jedoch beurteilen die sexuelle Wirkung dieser Pflanze (auch Hartheu oder Elfenblume genannt) als bestenfalls zweifelhaft.

 Kava (Rauschpfeffer)

Diese Pflanze aus dem pazifischen Raum steht im Ruf, den Rausch der Leidenschaft zu entfachen. Doch ihr Genuss ist in sechs Ländern verboten oder nur in begrenztem Maße erlaubt, da sie möglicherweise leberschädigend wirkt. Trotzdem probieren? Wir raten entschieden ab.

 Spanische Fliege

Das wohl bekannteste Aphrodisiakum birgt eine tödliche Gefahr. Der giftige Wirkstoff, der die Erektion durch Reizung der Harnwege verstärken soll, wird einem kleinen, metallisch-grün gefärbten Käfer entnommen (warum er als »Fliege« bezeichnet wird, ist uns schleierhaft) und kann schon in winzigen Dosen zu Nierenversagen, Herzstillstand oder Hirnschlag führen.

 Yohimbe

Diese aus Westafrika stammende Baumrinde birgt den Wirkstoff Yohimbin. Er soll eine aphrodisierende Wirkung auf beide Geschlechter haben, da er die Durchblutung in den genitalen Körperregionen fördert. Studien belegen diese Wirkung. Doch bevor Sie Yohimbe probieren, sprechen Sie besser mit Ihrem Arzt, denn es können Blutdruckstörungen auftreten.

Nackte Tatsachen!

Dem Ergebnis einer Studie zufolge hatten Probanden, denen man Vitamin C als Nahrungsergänzungsmittel verabreicht hatte, zu 68 Prozent häufiger Sex als die Vergleichsgruppe, die sich mit einem Placebo »vergnügen« musste.

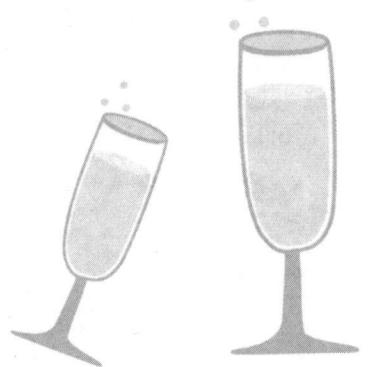

KAPITEL 8

Heißes Date gefällig?

Endlich! Sie haben ein Date! Und sei es nur mit dem Mann, der Sie allabendlich mit einer Gurkenmaske im Gesicht sieht und Ihnen auch mal Tampons kauft. Trotzdem – ein Date ist ein Date. Und auch wenn die erste verliebte Turtelphase vorbei ist, heißt das noch lange nicht, dass Ihre Abende mit einem langweiligen Gutenachtkuss enden sollten! Ob Sie gemeinsam ins Kino gehen oder gemütlich zu Hause kochen – die allerbesten Dates sind immer die, bei denen es erotisch zu knistern beginnt, bis man überkocht vor lauter Lust. Stimmt's? Und dieser Lust wollen wir mit ein paar Ideen auf die Sprünge helfen, damit es lodert wie am ersten Tag. Auf dass das Feuer der Lust ewig brennen möge!

SIE WOLLEN AUSGEHEN? DANN VERSUCHEN SIE ES DOCH EINMAL DAMIT ...

 Was nur anziehen? Lassen Sie *ihn* aussuchen!

Überlassen Sie diese Entscheidung ruhig einmal ihm. So haben Sie schon eine Sache weniger, über die Sie nachdenken müssen – und er freut sich. Nehmen Sie eine ausgiebige Dusche, bevor Sie ausgehen, und legen Sie sich danach nur ein Handtuch um. Lassen Sie ihn derweil Ihre Garderobe wählen: Rock, Oberteil, Schuhe, Lippenstift, Unterwäsche, Parfüm – kurzum: alles. Seine Wahl mag Sie vielleicht überraschen. Doch nichts ist reizvoller als gerade von dem Mann überrascht zu werden, den man eigentlich in- und auswendig zu kennen glaubt.

 **Wo alles begann**

Wie wäre es mit dem Lokal, in dem Sie beide erste unbeholfene Annäherungsversuche starteten; oder der Straßenecke, wo er zum ersten Mal seine Lippen auf die Ihren legte – das alles sind perfekte Orte, um das Kribbeln der ersten Verliebtheitsgefühle – und mehr – wieder aufleben zu lassen.

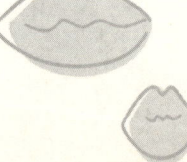

Spielen Sie!

Darts? Kicker? Scrabble? Lassen Sie sich etwas einfallen.
Und dann sagen Sie ihm, Sie hätten gute Lust, das Spiel
mit einem sexy Wetteinsatz spannender zu machen: Wer
verliert, muss _____. (Füllen Sie die Lücke! Aber
lassen Sie sich etwas Raffiniertes einfallen.)

 Piña Colada – ein Schluck Exotik

Ein Schluck dieses Ananas-Kokosnuss-Cocktails wird Sie
in Urlaubsstimmung bringen und träumen lassen von glit-
zernden Stränden, halbnackten Körpern und (natürlich)
jeder Menge Sex. Träumen Sie von einer Reise zu zweit?
Dann lassen Sie sich einen zweiten Strohhalm bringen!

 Kulinarische Scharfmacher

Ob Sie es glauben oder nicht, aber was Sie aus der Spei-
sekarte wählen, kann den erotischen Verlauf des weiteren Abends sehr beeinflussen – und pikantes, scharf
gewürztes Essen ist mit Abstand der Scharfmacher Nummer eins. Der Grund: Das hitzige Gefühl, das den Körper beim Genuss eines Lamm Vindaloo oder Rindfleisch
Szechuan durchflutet, lässt den Stoffwechsel heiß laufen. Und das bringt selbst Sexmuffel auf Touren ...

Ganz schön unsexy

Es spricht ja gar nichts dagegen, wenn Sie über sämtliche Themen des häuslichen Zusammenlebens miteinander reden können – von Hämorrhoiden bis zu anstehenden Reparaturarbeiten. Doch profane Belange des Alltags haben bei einem Date nichts verloren. Schweifen Sie stattdessen in die Vergangenheit *(Welcher gemeinsame Urlaub war deiner Meinung nach der schönste?)* oder träumen Sie sich in die Zukunft *(Wenn du dich mit einem Augenblinzeln irgendwohin wünschen könntest, wohin wäre das?).* Falls Sie dennoch dringend etwas loswerden wollen (außer *Ich will dich – und zwar sofort*), dann muss das leider warten (der Tag hat immerhin vierundzwanzig Stunden).

 »Schau mir in die Augen …«

Süße Sünden wie Tiramisu sollte man nicht gierig schlingen wie Burger und Pommes. Nehmen Sie sich Zeit, sich jeden Bissen auf der Zunge zergehen zu lassen, während Sie ihm in die Augen schauen und ihm zeigen, wie begehrlich Sie ihn finden. *Harry und Sally* lassen grüßen. Also wundern Sie sich nicht, wenn die Bestellung vom Nebentisch lautet: »Ich hätte gerne genau das Gleiche, was sie hatte.«

150 Das Prinzip der Nachahmung

Wenn er die Beine überkreuzt, tun Sie das Gleiche. Wenn er sich vorbeugt und das Kinn in die Hände stützt, tun Sie das Gleiche. Wenn er lächelt, lächeln Sie zurück. Das Nachahmen von Bewegungen nennen Verhaltensforscher »Spiegelung«. Es baut eine harmonische Verbindung auf, indem Sie einander zeigen, dass Sie beide perfekt im Gleichklang schwingen ... und sich in viel buchstäblicherer Weise miteinander verbinden werden, wenn erst die letzten Bissen in aller Eintracht verzehrt und Sie Hals über Kopf aus der Tür sind.

151 Schwingen Sie die Hüften

Tanzen gehen gehört zu den beliebtesten abendlichen Unternehmungen. Und das hat seinen guten Grund: Es fordert zum Nachahmen der Bewegungen auf. Ob Swing oder Salsa oder ob Sie sich zu den Rhythmen aus einer Jukebox wiegen – ein kleiner Tanz ist die beste Garantie dafür, dass die Nacht mit einem horizontalen Mambo endet.

152 Der Tischtuch-Trick

Ein Tischtuch bietet gute Deckung. Nutzen Sie das aus, wenn Sie in einem Lokal an einem Tisch mit einem langen Tischtuch sitzen. Schieben Sie zwischen den einzelnen Gängen Ihre Hand darunter, lassen Sie sie wandern und streicheln Sie seine Schenkel. Oder führen Sie seine Hand an Ihre Schenkel. Streicheln Sie ihn lieb (oder frech!), und er wird sich flugs das restliche Essen zum Mitnehmen einpacken lassen.

SO TICKT DER MANN!

»Wenn wir abends zum Essen eingeladen sind und sie Lust verspürt, mit mir alleine zu sein, nimmt sie meine Hand, führt sie unter den Tisch, legt sie auf ihre Schenkel – und schiebt sie dann langsam derart gefährlich nach oben, dass ich sie am liebsten gleich schnappen und nach Hause entführen würde.«

Paul, 38

153 Füßeln Sie

Das Füßeln ist ein echter Klassiker. Der Grund dafür: Es macht Spaß. Man kann es mitten im Lokal oder am Tisch beim Essen mit Freunden machen, ohne dass irgendwer etwas von Ihrem kleinen, sexy Geheimnis mitbekommt. Brauchen Sie etwas Nachhilfe? Streifen Sie den Schuh ab, streichen Sie mit dem nackten Fuß langsam an seinem Bein nach oben und lassen Sie ihn um seine Waden kreisen. Dann fahren Sie nach unten und »umfüßeln« seinen Knöchel. Fängt er an zu stottern? Prima. Das ist ein gutes Zeichen. Lächeln Sie ihn unschuldig an und machen Sie weiter.

154 Machen Sie es spannend – mit einem Film!

Ein gruseliger Film sorgt nicht nur dafür, dass Sie sich in einem fort die Hände drücken oder sich eng aneinanderschmiegen, er pumpt auch jede Menge Adrenalin durch den Körper, was die Sinne schärft – und erregt. Und das passiert ganz instinktiv: Wenn unsere Vorfahren ihr Leben bedroht sahen (von einem Säbelzahntiger beispielsweise), dann löste das den instinktiven Trieb aus, sich zu verteidigen, um ihr Leben zu laufen und – wenn die Gefahr vorüber war – sich fortzupflanzen. Entfesseln Sie also diese vom Instinkt geleiteten Urtriebe. Sie können die spontanen Impulse geben für wilde, ungezügelte Lust.

Händchenhalten

Erinnern Sie sich noch an die Anfangszeiten Ihrer Beziehung? An das kribbelnde Gefühl im Bauch, wenn Sie seine Hand in der Ihren spürten? Also: Wenn Sie das nächste Mal im Kinos sind, dann zeigen Sie ihm, dass Sie nicht nur den neuesten Blockbuster im Sinn haben. Streichen Sie ihm sanft über den Arm, schlingen Sie die Finger um die seinen oder malen Sie mit dem Daumen kleine Kreise in seinen Handteller. Das weckt die Vorfreude auf das Programm nach dem Abspann!

 Kunst – nicht jugendfrei

Suchen Sie auf den Kulturseiten Ihrer Lokalzeitung nach Ausstellungen, die einen erotisch provokanten Titel tragen. Vielleicht haben Sie Glück, und es gibt gerade eine Auguste-Rodin-Ausstellung, die Plastiken verschlungener Paare zeigt; oder eine *Shunga*-Ausstellung – klassische japanische Kunst, die das Explizite nicht scheut; oder Sie haben Gelegenheit, antike griechische Töpferkunst zu bestaunen, in die oft ineinander verschlungene Figuren beim Liebesspiel eingemeißelt sind. Und da es sich um Kunst handelt, können Sie sich völlig ungeniert darüber austauschen und ganz nebenbei in Stimmung kommen (»Sieh mal, *die* Stellung haben wir noch nie probiert.«).

157 Ein Blick, der Bände spricht

Stellen Sie sich vor, Sie sind aus und Ihr Liebling entfernt sich ein paar Schritte. Er geht an die Bar oder hält einen kurzen Plausch mit einem Kollegen, den er zufällig trifft. Dann nutzen Sie die Zeit aus, indem Sie ihn mustern, als sei er ein Fremder. Wie? Ganz einfach: Fixieren Sie ihn, bis er es bemerkt und Ihr Blick ihn für eine Sekunde gefangen hält. Dann schauen Sie weg. Aber nur kurz. Denn gleich darauf mustern Sie ihn noch einmal mit einem scheu lasziven Blick aus dem Augenwinkel – und er ist schneller zurück an Ihrer Seite, als Sie schauen können.

Was Männer anmacht

»Meine Frau Laura beherrscht das Füßeln meisterlich. Sie hat wunderschöne Füße und trägt häufig Stöckelschuhe. Sie streicht an meinen Waden auf und ab, zuerst an der Außenseite meines Beins, dann auf der Innenseite. Dann lässt sie den Schuh fallen und kost meine Beine mit nackten Füßen. Ihre Zehen kitzeln an meinen Knöcheln. Wenn wir gemütlich zu Hause sitzen oder in der schummrigen Ecke unserer Lieblingsbar, dann legt sie mir auch schon mal die nackten Füße auf den Schoß, und ... ich kann dann eine ganze Weile nicht mehr aufstehen.«

Bill, 37

SO TICKT DER MANN!

»Einmal, wir saßen im Kino, hat sie meinen Arm von ihrer Schulter heruntergezogen und meine Hand auf ihre Brust gelegt. Dann begann sie, sie zart zu streicheln. Diese schlichte Bewegung war derart leidenschaftlich, dass ich bis zum Ende des Films nur noch an das Eine denken konnte – Sex. Ihr verführerisches Streicheln steigerte die Vorfreude an jenem Abend ins schier Unerträgliche.«

Tom, 35

 **158** Sorgen Sie für Herzrasen – buchstäblich

Planen Sie gemeinsame sportliche Aktivitäten – eine Tennisstunde, eine Bergwanderung oder einen Fünf-Kilometer-Lauf. Das körperliche Hochgefühl versetzt Sie auch anderweitig in Wallung. Warten Sie ab, bis Sie zu Hause sind – wo der Adrenalinrausch ein geradezu orgiastisches Hochgefühl erzeugt.

 159 Verführerische Sti(e)l-Gläser

Streichen Sie beim Abendessen mit den Fingern am Stiel seines Wein- oder Sektglases entlang. Nehmen Sie einen verführerischen Schluck aus seinem Glas, und lecken Sie sich sinnlich die Lippen, während Sie ihm tief in die Augen schauen. Von seinem Besitz Gebrauch zu machen signalisiert ihm, dass er umgekehrt auch Sie besitzen darf.

160 Knutschen bitte!

Wer sagt, dass leidenschaftliches Knutschen in der Öffentlichkeit nur den Leinwandhelden im Kino vorbehalten ist? Zeigen Sie Ihrem Schatz, wo immer Sie gerade sind, dass Sie ihn begehren. Schmiegen Sie sich beim nächsten Dinner *à deux*, an der Bar oder in einem romantischen Café ganz eng an ihn – und lassen Sie dann Ihre Zunge sprechen.

Was Männer anmacht

»Neulich drückte mir meine Liebste einen Geschenkgutschein für Victoria's Secret in die Hand und sagte: ›Lass uns einkaufen gehen – und du darfst aussuchen, was ich für dich tragen soll.‹ Dass ich bestimmen durfte, was sie tragen wird, hat mich total angemacht. Und der Einkaufsspaß war ein einziges ausgedehntes Vorspiel.«

Tyson, 28

Gemeinsam im Regen

Ob mit oder ohne Regenschirm – kuscheln Sie sich eng aneinander, und trotzen Sie Wind und Wetter. Ihr vom Regen geküsster Anblick wird sein Verlangen wecken, Sie schleunigst aus den nassen Klamotten zu bekommen.

 **Heiß auf Eis**

Klingt harmlos – nicht aber, wenn Sie das Eis in der Waffel statt im Becher nehmen. Schlecken Sie genüsslich mit der Zunge daran, während Sie ihn (mit einem wollüstigen Funkeln in den Augen) unverwandt ansehen.

 **Sexy Shoppingtour**

Nehmen Sie ihn mit in Ihren Lieblings-Dessousladen und bitten Sie ihn, etwas für Sie auszusuchen ... in der Umkleidekabine bieten Sie ihm dann eine kleine Modenschau.

 Werfen Sie sich in Schale ...

... und dann, gerade wenn Sie im Begriff sind, aus dem Haus zu gehen, fällt Ihnen noch etwas ein ... und noch etwas …, und Sie verbummeln die Zeit. Und da Sie nun ohnehin spät dran sind, gibt es nichts Schöneres, als gleich ganz zu Hause zu bleiben und ihm weitere Überraschungen zu bereiten.

TIPPS FÜR DAS DATE ZU HAUSE – WIE WÄRE ES MIT …?

 Fingerfood

Zugegeben, zivilisierte Menschen essen mit Besteck, aber zivilisiert ist nicht immer unbedingt sexy – stimmt's? Also lassen Sie Messer und Gabel beiseite, und bereiten Sie eine Platte mit mundgerechten Leckerbissen wie Sushi, Geflügelspießchen, Käse oder Obst vor. Sie werden sich fühlen wie griechische Götter, wenn Sie sich zwischen den Häppchen genüsslich die Finger schlecken und sich gegenseitig Trauben in den Mund schieben.

 **Picknick daheim**

Vergessen Sie Tisch und Stuhl – und breiten Sie eine Decke auf dem Wohnzimmerboden oder (wenn das Wetter mitspielt) draußen im Garten aus. Im Liegen zu speisen schürt automatisch Gedanken an ganz andere Genüsse in der Horizontalen. Seien Sie darauf gefasst!

> ## SO TICKT DER MANN!
> »Ich weiß nicht, warum, aber wenn ich meiner Frau zusehe, wie sie an einem Eis leckt, raubt mir das schier den Verstand. Mag daran liegen, dass ich mir vorstelle, was sie sonst noch so alles lecken kann.«
>
> Matthew, 29

 ### 167 Sinnesfreuden kulinarisch

Verbinden Sie ihm die Augen oder bitten Sie ihn, sie einfach zu schließen, während Sie ihm kleine Leckereien in den Mund schieben – kleine Mangoschnitze etwa oder einen Löffel Nutella. Das schärft seine Sinne – und gibt dem häuslichen Abendessen »erotischen Biss«.

 ### 168 Sinnesfreuden musikalisch

Musik geht unter die Haut und wirkt auf unser Gemüt. Stellen Sie Ihre persönlichen Lieblingsstücke zusammen, auf CD oder iMix. Vorschläge gefällig? Wie wäre es mit »Tonight is the Night« von Betty Wright oder »Naughty Girl« von Beyoncé? Oder stehen Sie mehr auf langsame, träumerische Melodien wie die von Diana Krall, Lucinda Williams oder Norah Jones?

Was Männer anmacht

»Wir waren im Museum bei einem offiziellen Empfang, und ich fühlte mich mit meiner Frau am Arm todschick. Wir standen vor einem Gemälde, als sie plötzlich eine ihrer Brüste leicht streichend gegen meinen Arm drückte. Vor dem nächsten Gemälde machte sie das wieder – und wieder, als wir vor einer Skulptur standen. Wir mussten beide ein Kichern unterdrücken, denn die noble Gesellschaft hatte keinen blassen Schimmer von unserem ungebührlichen Benehmen, was mich nur noch mehr erregte. Schließlich verzogen wir uns in einen leeren Ausstellungsraum, küssten uns rasch und heftig, ließen uns an der Garderobe die Mäntel geben und nahmen den schnellsten Weg hinaus.« Bill, 41

 Langsamer Tanz

Mal ehrlich, sich wiegend aneinanderzuschmiegen oder rhythmisch die Hüften zu schwingen hat etwas unglaublich Intimes – besonders zu Hause, wenn keiner zuguckt. Wagen Sie also ein kleines, erotisches Tänzchen!

Süßes Sex-Geheimnis

»Während unserer Flitterwochen hatten mein Mann und ich fantastischen Sex zu Prince. Noch heute sorgt seine Musik bei uns für verliebte Gefühle. Und damit das auch lange so bleibt, legen wir Prince auf, wann immer wir Lust aufeinander haben. Das hält unsere Ehe so leidenschaftlich wie am ersten Tag.«   Rachel, 33

 **170** Frauenfilm – *gefühl*secht

Uns Frauen gefällt ja so ziemlich jeder romantisch rührselige Streifen mit John Cusack oder Hugh Grant. Aber so sehr die Männer es auch abstreiten mögen, auch bei ihnen wirken diese Filme ganz wunderbar. Beispiel: In einer Studie der University of Michigan zeigten sich bei Männern, die eine romantische Szene aus *Die Brücken am Fluss* sahen, erhöhte Mengen an Progesteron, einem Sexualhormon, das der Paarbindung förderlich ist. Die Moral von der Geschicht: Wenn Sie sich mit Ihrem Filmwunsch fürs Heimkino durchsetzen wollen, dann klären Sie ihn darüber auf, dass es wissenschaftlich erwiesen ist, dass rührselige Frauenfilme auch ihn (jawohl, ihn!) in Kuschelstimmung bringen.

Was Männer anmacht

»Sie liebt es, mir vor dem Sex den Bart zu rasieren. Es ist ein so intimes und sinnliches Gefühl, ihren Körper so nahe an meinem zu spüren, wenn sie mit dem Rasierer über mein Gesicht fährt. Plus – es hält die Beziehung lebendig; wir fallen danach regelmäßig übereinander her.«   Mike, 36

 Hege und Pflege

Sie rasieren ihm den Bart; er lackiert Ihnen die Fußnägel. Sie lassen ein Bad ein und schrubben ihm den Rücken; er wäscht Ihnen langsam und gefühlvoll die Haare. Das alles tun wir instinktiv: Viele Tiere putzen und pflegen sich gegenseitig, bevor sie sich paaren. Nehmen Sie sich ein Beispiel daran, und zelebrieren Sie Ihr ganz persönliches Pflegeritual, bevor Sie »zur Paarung schreiten«.

Was Männer anmacht

»Sie dreht die Musik bis zum Anschlag auf, packt mich und tanzt mit mir durch das ganze Haus. Unsere Lieblings-Sinatra-CD liegt dafür immer griffbereit.«   Sean, 30

Schlemmen als Vorspiel – mit *Fondue Chinois*

Genießen Sie diese fettige Angelegenheit einmal anders! Wenn es tropft und trieft, lecken Sie die klebrigen Finger ab (seine oder die eigenen). Das heizt die Erotik an und macht Lust auf mehr.

 ### Erotische Aromatherapie

Zünden Sie eine Duftkerze an, deren Geruch Sie mit einer gemeinsamen Erinnerung verbinden, einer Begebenheit oder einem Ort. Wie Forschungen belegen, ist der Geruchssinn eng verknüpft mit Erinnerungen. Haben Sie mit Ihrem Liebsten ein romantisches Wochenende in einer Waldhütte verbracht? Dann zünden Sie doch eine Kiefernduftkerze an und die Erinnerungen kehren zurück (und noch einiges mehr!)

 ### Autokino – ganz privat

Wie wäre es mit einem Erotikthriller auf einem tragbaren DVD-Spieler im Auto (*Untreu* etwa oder *Wild Things*)? Nehmen Sie ausreichend Popcorn mit ... Und eins ist sicher: Die Scheiben werden bald beschlagen!

> ## VON FRAU ZU FRAU
>
> »Zusammen zu baden oder sich gegenseitig die Haare zu waschen wirkt fantastisch, um in Stimmung zu kommen. Man fühlt sich so verwöhnt. Eine wunderbare Art der Zuwendung!«
>
> Dina, 30

175 *Berauschen* Sie sich!

Nehmen Sie ein Bier oder Wein mit ins Bett, und lassen Sie es so richtig krachen. Besäuseln Sie sich, und lassen Sie den wilden Trieben freien Lauf. Stehen Sie auf Martini? Der bekommt eine besonders sexy Note mit einem Schuss Olivenschnaps.

176 Erotische Bettgeschichten

Legen Sie sich ein Buch mit erotischen Kurzgeschichten zu, und lassen Sie ihn vorlesen. Seiner Stimme zu lauschen, die vom Sex anderer Leute erzählt, kann äußerst erregend sein. Und es wird nicht lange dauern, da werden Sie sich raunen hören: »Lass es uns tun.«

177 Schaumbad

Kerzen an, ihn im Rücken spüren, jede Menge Schaum ...
(Wie Sie weiter vorgehen, überlassen wir Ihnen ...)

Süßes Sex-Geheimnis

»Mein Mann und ich sind ganz heiß auf *Sex and the City*. Kriegen sie sich oder nicht? Wenn sie sich kriegen und Sex haben, dann fallen auch wir übereinander her, aber nur dann. Wenn nicht, dann sehen wir eng aneinandergeschmiegt zu, was die erotische Spannung steigert, bis wir es nicht mehr aushalten.«

Tara, 39

Was Männer anmacht

»Sie zündet im Schlafzimmer ein paar Kerzen an und gießt uns einen Scotch auf Eis ein. Den genießen wir im Bett, reden eine Weile, und dann schlafen wir zusammen. Für mich ein echtes Cary-Grant-Gefühl.«

Ben, 30

Strip-Monopoly

Hotel weg? = Unterwäsche weg!

Was Männer anmacht

»Eines Abends, ich saß gerade im Wohnzimmer, rief mich meine Frau. Ich stand auf und ging hinaus in den Flur, wo eine Linie aus Schokoladentäfelchen direkt in unser Schlafzimmer führte und dort mit einer Pfeilspitze zum Bett hin endete. Damit war klar, dass es an jenem Abend nicht bei einem Gutenachtkuss bleiben würde.«   Preston, 45

 TV-Sex live

Kennen Sie dieses Trinkspiel, das man vor dem Fernseher spielt, wo man immer dann einen kräftigen Schluck nimmt, wenn dieser oder jener Moderator oder Schauspieler dieses oder jenes tut? Machen Sie ein Sex-Spiel daraus! Während Sie eine Show mit sagen wir mal Harald Schmidt sehen, einigen Sie sich, dass Sie jedes Mal, wenn er sich die Lippen leckt (und das passiert häufig), das Gleiche tun. Dann steigern Sie das Ganze und werden frivoler. Einigen Sie sich etwa auf zärtliche Fummeleien jedes Mal, wenn er ... (sich beispielsweise im Kreis bewegt). Und schließlich machen Sie Liebe, wenn er ... (Denken Sie sich etwas aus!) Da sage noch einer, das Spätprogramm im Fernsehen sei einschläfernd!

 **180** Geheimniskrämerei

Denken Sie sich etwas Schönes aus, um ihn zu überraschen, und machen Sie ein großes Geheimnis daraus. Lassen Sie kleine Bemerkungen fallen, um seine Spannung anzustacheln, wie etwa: »Samstagabend habe ich eine große Überraschung für uns beide. Was genau, verrate ich aber nicht. Nur so viel ... (Schaumbad/Monopoly/Cocktail) ...« Werfen Sie ihm ein verschmitztes Lächeln zu, und lassen Sie sich keine Silbe entlocken, auch wenn er noch so sehr probiert, etwas aus Ihnen herauszukitzeln. Seine Fantasie wird Kapriolen schlagen und sich die wildesten Dinge ausmalen, die er – wenn die große Nacht gekommen ist – auf der Stelle umsetzen wird.

Was Männer anmacht

»Eines Abends kam ich nach Hause und sah eine Spur aus Rosen, die direkt ins Schlafzimmer führte. Dort lag sie wartend im Bett, ein Lächeln um den Mund, das nur eines bedeuten konnte: ›Komm her und nimm mich!‹«　　　　　　　　　John, 31

KAPITEL 9

Nur zu, meine Damen — machen Sie ihn an!

Und das geht ganz einfach — überlegen Sie doch mal: Wenn Sie Lust auf einen Cheeseburger haben, dann holen Sie sich einen. Wenn Sie eine Beförderung wollen, dann marschieren Sie in das Büro Ihres Chefs und erklären ihm, warum Sie eine verdienen. Wenn Sie wollen, dass Ihr Liebster den Boiler für Sie repariert, dann bitten Sie ihn, dies zu tun (zuerst ganz nett, später dann nicht mehr ganz so nett, je länger das Ding unrepariert bleibt). Heutzutage wissen wir Frauen ganz gut, dass wir nur zu fragen brauchen, wenn wir etwas wollen. Und trotzdem, wenn es um unsere sexuellen Wünsche geht, legen wir immer noch häufig den Rückwärtsgang ein und katapultieren uns fünfzig Jahre zurück, nach dem Motto Der erste Schritt ist Männersache. *Richtig?*

Falsch. Richtig ist, dass Ihr Schatz es über alles lieben wird, wenn Sie ihm klar und deutlich zeigen, dass Sie ihn genauso begehren wie er Sie. Aber wie soll das gehen, wenn Sie immer nur die Schüchterne spielen und Ihr sonst so großes Selbstbewusstsein unter den Teppich kehren?

Wir zeigen es Ihnen. Neben ein paar Schritten, die jedes noch so schüchterne Mauerblümchen zuwege bringt, verraten wir Ihnen auch einige dreistere Tricks für die Couragierteren unter Ihnen. Und sind Sie erst einmal dahintergekommen, wie viel Spaß es macht, forsch zur Sache zu schreiten und ihn um den Finger zu wickeln, dann werden Sie sich fragen: Wieso habe ich das nicht schon früher gemacht? *Aber, hey – besser spät als nie.*

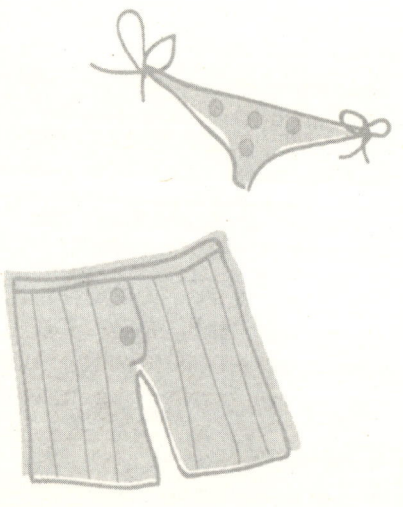

Obszön, aber schön

Erzählen Sie ihm beim Aufwachen, dass Sie einen echt obszönen Traum hatten. Wenn er wissen will, was für einen — gehen Sie zur Praxis über.

 Dusche zu zweit

Lassen Sie »zufällig« die Seife fallen, und gleiten Sie Haut an Haut an seinem Körper entlang, während Sie sich abwärts bewegen, um sie wieder aufzuheben ... Und tun Sie das Gleiche, wenn Sie sich wieder nach oben bewegen, damit er auch ja mitbekommt, dass das Einseifen Sie gerade am allerwenigsten interessiert.

 Machen Sie einen Privattermin

Schnappen Sie sich heimlich seinen Tagesplaner, wählen Sie einen beliebigen Tag und schreiben dann hinein: »8 Uhr: du und ich, allein, im Bett« — endlich ein Termin, auf den er sich freuen kann.

184 Runter mit den Klamotten — Packen Sie ihn ...

... am »Schlafittchen« ... und am Hemd ... und am Gürtel ... und an der Hose ... und am — Sie wissen schon —, kaum dass er nach der Arbeit zur Tür herein ist.

Nackte Tatsachen!

Nach einer aktuellen Umfrage gaben 55 Prozent der befragten Männer an, sie würden sich wünschen, dass ihre Partnerin in Sachen Sex öfter mal die Initiative ergriffe. Also, worauf warten Sie?

SO TICKT DER MANN!

»Ich weiß, was kommt, wenn sie mich morgens wachküsst. Die Tatsache, dass sie nicht abwarten kann, bis ich von allein aufwache, bevor sie über mich herfällt, zeigt mir dabei nur, wie sehr sie mich will. Ihre Spontaneität törnt mich derart an, dass ich für den Rest des Tages auf Wolken schwebe.«

Sam, 25

Sagen Sie ihm die Zukunft voraus

Wenn Sie das nächste Mal beim Chinesen sind, dann lesen Sie ihm vor, was in seinem Glückskeks steht. Sagen Sie einfach: »Sobald du wieder zu Hause bist, erwartet dich eine pikante Überraschung!«. (Natürlich steht das nicht wirklich da, aber er hat wahrscheinlich nichts einzuwenden.)

 Reizwäsche online

Surfen Sie im Netz auf Seiten mit edlen Luxus-Dessous (*La Perla* beispielsweise, laperla.com; oder *Agent provocateur*, agentprovocateur.com). Bitten Sie ihn, etwas für Sie auszusuchen, das er besonders scharf findet und gerne einmal an Ihnen sehen würde — und dann kaufen Sie es. (Falls Ihnen bei den »scharfen« Preisen schwindlig wird, tun es auch ähnliche, aber preiswertere Stücke vom Kaufhaus. (Glauben Sie uns, er wird den Unterschied nicht merken.)

 Betthupferl

Als Kind waren wir abends flugs im Bett, wenn uns ein Betthupferl winkte. Und wie freuten wir uns, wenn aus dem Gute-Nacht-Geschichten-Buch plötzlich eine kleine

Überraschung purzelte! Spielen Sie also Zauberfee, und erzählen Sie ihm, dass Sie ihm ein Betthupferl zaubern werden, das Harry Potter vor Scham erröten ließe.

 **Wer wird Superstar?**

Spielen Sie »Deutschland sucht den Superstar«. Er sitzt in der Jury, und Sie bezirzen ihn mit einer kessen gesanglichen Darbietung. Danach beteuern Sie, dass Sie alles tun würden — und wenn wir alles sagen, meinen wir alles —, um in die nächste Runde zu kommen.

 **Reizwäsche für *IHN***

Diesmal ist *ER* an der Reihe. Kaufen Sie ihm eine edle Boxershorts aus Seide; legen Sie sie hübsch verpackt auf das Bett und einen Zettel daneben: *Freue mich schon auf den heißen Anblick, wenn ich nach Hause komme.*

 **Lassen Sie die Hüllen fallen**

Beginnen Sie, sich Ihrer Kleider zu entledigen, hemmungslos und lasziv, kaum dass Sie zur Tür herein sind. Lassen Sie sie wahllos fallen, so dass die Spur direkt zum Bett führt. Er wird Ihnen auf dem Fuße folgen!

191 Striptease auf Befehl

Lassen Sie sich auf's Bett fallen, und befehlen Sie ihm, Sie auszuziehen – sofort! Ein Kommando, dem er gerne Folge leisten wird.

192 Belebendes Bad zu zweit

... wenn Sie wissen, dass er gleich da sein wird, lassen Sie ein Bad mit reichlich Schaum ein. Tauchen Sie ein, und wenn er kommt, winken Sie ihn mit einem schaumigen Fuß geradewegs in die heiße Wanne (in der man auch ganz unsaubere Spielchen spielen kann).

193 *Lüsterne* Lesezeichen

Wollen Sie ihm einen dezenten, heißen Hinweis auf Ihre sehnlichsten Wünsche im Bett geben? Dann wählen Sie eine erotische Bettlektüre (*Freude am Sex* oder das *Kamasutra* oder was Sie sonst gerade lesen) und legen ein Lesezeichen in die Seiten, auf denen beschrieben steht, was Sie anmacht und was Sie ausprobieren wollen. Platzieren Sie das Buch dann so, dass er es in die Hand bekommt und darin stöbert.

> ## SO TICKT DER MANN!
> »Wenn ich Hemden trage, dann passiert es oft, dass sie die obersten zwei Knöpfe öffnet, mir sacht mit der Hand in den Ausschnitt fährt und meine Brust streichelt. Sobald sie anfängt, mich auszuziehen, bin ich ihr willenlos ausgeliefert.«
>
> Tom, 33

Was Männer anmacht

»Manchmal packt sie mich an der Hand und zerrt mich ins Schlafzimmer. Sie wirft mich aufs Bett, stellt sich vor mich hin und lässt mich zusehen, wie sie sich langsam auszieht. Ich liebe es, wenn sie das Kommando übernimmt. Hinzu kommt, dass sie unter ihren Klamotten meist ziemlich scharfe Wäsche trägt, was mich noch mehr antörnt.«

Michael, 26

 194 Forsch voran!

Drücken Sie ihn in die Sofapolster, und setzen Sie sich rittlings auf seinen Schoß. Oder drücken Sie ihn mit einem leidenschaftlichen Kuss gegen die Wand, sobald er zur Tür hereinkommt. Mehr müssen Sie nicht tun, um Ihre Absichten deutlich zu machen ... auch wenn Sie sonst weniger provokativ veranlagt sind. Und wer weiß, vielleicht finden Sie ja Gefallen daran, ab und zu den Boss zu spielen.

 Per Huckepack ins Bett

Lassen Sie sich Huckepack tragen. Schlingen Sie die Beine fest um seine Taille. Überhäufen Sie ihn mit zarten Nackenküssen, während er Sie bis ins Bett trägt — wo Sie ihn für seine »Schwerstarbeit« gebührend entlohnen.

Nackte Tatsachen!

Nicht alle Frauen sind schüchtern, wenn es darum geht, den Liebsten ins Bett zu bekommen. Laut einer aktuellen Umfrage geben 39 Prozent der befragten Frauen an, beim Sex öfter die Initiative zu ergreifen als er!

 **Liebes-Glücksbringer**

Bevor er morgens aus dem Haus zur Arbeit geht, stecken Sie ihm einen Glücksbringer in die Tasche — einen Glückspfennig, ein vierblättriges Kleeblatt oder einen kleinen Hasenfuß. Dazu schreiben Sie auf einen kleinen Zettel: »Für meinen Glückspilz heute Abend!« Hat er dann dieses viel verheißende Omen gefunden, wird er am Abend überpünktlich zu Hause sein – jede Wette.

 ## Der Dusch-Trick

Vergessen Sie absichtlich, sich ein Handtuch bereitzulegen … Und rufen Sie ihn dann, damit er Ihnen eines bringt und Sie abtrocknet. Ermuntern Sie ihn, mit seinen Händen über Ihren nackten, frisch gewaschenen, sauberen Körper zu streichen. (Ob dabei auch seine Gedanken sauber bleiben?)

 ## Reißen Sie ihm das Hemd vom Leib!

Unmissverständlicher geht es nicht – und leidenschaftlicher auch kaum! Probieren Sie es bei einem alten, abgetragenen Hemd. Da geht es am besten (ein T-Shirt taugt dafür weniger).

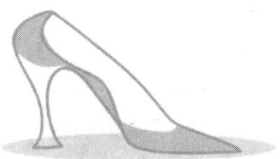

Was Männer anmacht

»Eines Morgens, ich stand gerade unter der Dusche, kam meine Frau unverhofft dazu und seifte mir langsam und versonnen den ganzen Körper ein. Dass es ihr dabei nicht in erster Linie darum ging, mich zu waschen, war klar. Ich war derart erregt, dass ich es kaum erwarten konnte, sie ins Bett zu kriegen.«

Keith, 36

»Wir waren dabei, uns ein Football-Spiel anzusehen, als sie nach den zweiten 15 Minuten plötzlich sagte: ›Ich habe eine super Idee für die Halbzeitpause.‹ Dann packte sie mich am Kragen und zog mich ins Bett. Was für ein kleines Luder sie doch ist, dachte ich bei mir, als sie derart bestimmt zur Sache schritt.«

William, 33

199 Sexy *Galgenmännchen*

Dieses einfache Wort-Ratespiel, Galgenmännchen oder auch Hängemännchen genannt, kennen Sie bestimmt. Variieren Sie das Spiel und wählen Sie Begriffe, die mit Ihren erotischen Fantasien zu tun haben, und er wird darauf brennen, die Wörter in heiße Realität zu verwandeln.

 **200** Postwurf spezial

Stecken Sie ein Erotikmagazin in den Briefkasten mit der Notiz: »Kleine Lektüre-Abwechslung gefällig?« Welcher Mann würde nicht gerne darin blättern?

SO TICKT DER MANN!

»Neulich kam meine Frau am helllichten Tag an und meinte kess: ›Die Kinder schlafen. Und ich habe keine Kopfschmerzen.‹ Eindeutiger geht es wohl kaum!«
                                                    Gary, 31

VON FRAU ZU FRAU

»Wir haben eine richtige Sexorgie gefeiert mit Schokosoße und Sahne. Das war echt geil. Allerdings auch verbunden mit einer Riesensauerei, weshalb ich mir derlei Eskapaden eher für den nächsten Hotelbesuch aufheben würde. Das spart das Saubermachen, und den Spaß hat man trotzdem.«
                                                    Michelle, 24

201 Sexy Einkaufszettel

Schicken Sie ihn einkaufen: Schokosoße, Honig, Puderzu-
cker, Sahne. Rufen Sie ihn auf dem Handy an, während
er im Supermarkt durch die Gänge läuft, und erzählen
Sie ihm haargenau, was Sie mit den Sachen alles anstellen
wollen – er wird auf der Stelle heiß werden.

Was Männer anmacht

»Meine Frau überrascht mich öfter mal mit dem
geilsten Geschenk überhaupt: einem häuslichen
Sextermin. Dann flüstert sie mir zu: ›Die Kinder
übernachten heute bei unserem Babysitter.‹ Und
ich weiß sofort, was sie mir damit sagen will.«

Anthony, 33

Nackte Tatsachen!

Laut einer aktuellen Umfrage haben
sich 57 Prozent aller Paare bei ihren Sexspielen schon einmal mit
Sahne, Schokosoße oder der-
gleichen eingeschmiert.

 **Sex Surfing**

Klicken Sie sich in seiner Gegenwart durch ein paar Soft-
porno-Seiten im Netz ... bis er irgendwann schaltet ...
(und das dauert wahrscheinlich nur Sekunden).

Was Männer anmacht

»Sie stand vom Sofa auf, gähnte leicht und sagte, sie
würde sich für ein Nickerchen kurz ins Bett legen.
Sie ging aus dem Zimmer, ließ lässig ein paar Klei-
dungsstücke fallen und sah mich über die Schulter
an. Als ich ins Schlafzimmer kam, lag sie nackt auf
dem Bett. Sie ›schlief‹ weiter, während ich sie zu
küssen begann. Es war wie ein wahr gewordener
erotischer Traum.«

Mark, 32

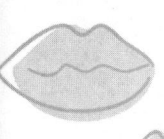

KAPITEL 10

12 völlig neue Kussvarianten

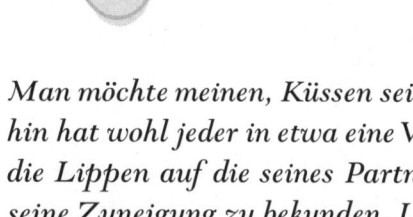

Man möchte meinen, Küssen sei ein Kinderspiel. Immerhin hat wohl jeder in etwa eine Vorstellung davon, wie er die Lippen auf die seines Partners zu drücken hat, um seine Zuneigung zu bekunden. Und wilde Knutschereien gehörten wohl auch zu Ihren ersten sexuellen Erfahrungen. Trotzdem – Kuss ist nicht gleich Kuss. Oder sind Sie überzeugt, eine echte Kussexpertin zu sein und sämtliche Varianten meisterlich zu beherrschen? Nein? Dann lassen Sie uns ein wenig nachhelfen, damit Sie künftig das ganze Kuss-Repertoire vollauf ausschöpfen können. Wir werden Sie Schritt für Schritt anleiten und Ihnen des Weiteren verraten, welche Körperstellen ebenfalls gerne gekost werden wollen. Wie genau? Lesen Sie weiter, suchen Sie sich einen willigen Kusspartner, spitzen Sie die Lippen und ... küssen Sie, was dieselben hergeben!

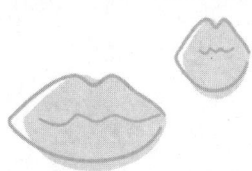

ZUNÄCHST ABER EIN PAAR GRUNDREGELN, DIE SIE BEACHTEN SOLLTEN …

 **Ein kuss*frischer* Mund**

Egal, wie sehr er Sie liebt, Mundgeruch liebt er wohl kaum. Achten Sie also darauf, dass Sie kussfein riechen und sich gründlich die Zähne und auch die Zunge putzen, denn dort wimmelt es von Bakterien (für ein extra Frischegefühl, versuchen Sie es einmal mit Backnatron statt mit Zahnpasta). Und für unterwegs sollten Sie stets ein paar Pfefferminzdrops in der Tasche haben; auch Kaugummi hilft, aber das sollten Sie vor dem Küssen möglichst wieder aus dem Mund nehmen. Und falls Sie einmal im Restaurant sitzen und sichergehen wollen, dass Ihr Atem frisch ist (zum Beispiel nach einer Portion Linguine mit Knoblauchsauce), dann tut es zur Not auch der Petersilienstängel, der sich als Garnitur bestimmt auf Ihrem Teller findet.

Nackte Tatsachen!

Eine amerikanische Studie mit mehr als 2200 teilnehmenden Männern und Frauen ergab, dass wir in 24 Stunden im Schnitt fünfmal Lippenkontakt haben. (Die Studie wurde durchgeführt vom Zahnpastahersteller *Close-Up Tooth-paste*)

204 Lippenstift – oder doch nicht?

Sicher, damit sieht Ihre süße Schnute gleich noch süßer aus. Aber Lippenstift kommt nicht immer gut an. Er schmiert, und zudem ist der Geschmack nicht jeder *Manns* Sache. Lippenstifte mit Aroma oder Lipgloss sind oft die bessere Alternative. Oder fragen Sie IHN doch einfach, wie er es gerne hätte. So können Sie sich beim Schminken entsprechend danach richten.

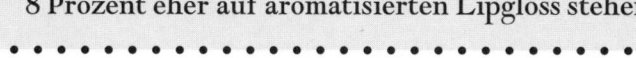

Nackte Tatsachen!

67 Prozent aller Männer stören sich beim Küssen nicht am Lippenstift. Dagegen bevorzugen 25 Prozent einen ungeschminkten Mund, während 8 Prozent eher auf aromatisierten Lipgloss stehen.

205 Nicht nur auf die Lippen kommt es an

Klar, ohne Lippen geht es nicht beim Küssen, aber sie sind nicht alleinig an diesem erotischen Liebesspiel beteiligt. Steigern Sie das prickelnde Gefühl, indem Sie mit den Fingern durch sein Haar streichen. Oder zärtlich sein Gesicht berühren. Schmiegen Sie sich eng an ihn, sodass Sie seinen Herzschlag spüren. Oder kneifen Sie ihm frech in den Po. Küssen Sie normalerweise lieber mit geschlossenen oder offenen Augen? So oder so – probieren Sie es doch einmal anders herum. Wie gefällt Ihnen das?

 Spontane Küsse

Am meisten Leidenschaft steckt oft in den Küssen, die völlig spontan kommen. Also: Überraschen Sie ihn! Wenn Sie beispielsweise an einer roten Ampel stehen. Oder wenn Sie sich gerade mal wieder über alltäglichen Kleinkram in der Wolle haben – schneiden Sie ihm mitten im Satz das Wort mit einem tiefen, zärtlichen Kuss ab. Dann lösen Sie Ihre Lippen, stöhnen leidvoll und setzen die Diskussion fort. Damit sind die Wogen so gut wie geglättet, und er wird sich nun *sehr* viel versöhnlicher zeigen. Garantiert!

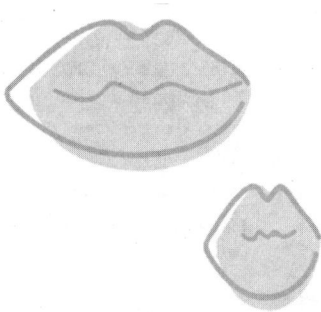

… UND NUN KUSS*ECHT* ZUR SACHE!

 Der Yin-Yang-Kuss

Bei diesem Kuss werden Sie geradezu ineinander verschmelzen: Nehmen Sie seine Unterlippe mit einem sanften Saugen in Ihren Mund, während seine Zunge an Ihrer Oberlippe entlangstreicht. Wechseln Sie sich ab, je nach Stimmung. Bei diesem Kuss ist Teamwork gefragt, und das ist gut so! Sich auf die Schwingungen des anderen einzustimmen, lässt es ordentlich kribbeln.

 **Kuss hauchzart**

Es muss nicht immer gleich ein leidenschaftlich langer Kuss sein, um ihm weiche Knie zu verschaffen. Ein leichter Hauch von einem Kuss, der ihn fast – aber nicht ganz – berührt, kann wahre Wunder wirken. Gleiten Sie mit leicht geöffneten Lippen über seine Stirn, Lider und Schläfen, bevor Sie auf seinen Mund stoßen. Lecken Sie mit der Spitze Ihrer Zunge zärtlich um seine Lippen. Er wird erbeben vor Erregung … aber auf keinen Fall jetzt aufhören. Lassen Sie die Lippen über seine Mundwinkel flattern (ob Sie es glauben oder nicht, aber diese beiden Punkte sind starke erogene Zonen). Nun ist es ganz an Ihnen, was als Nächstes passiert – was immer es ist, er wird sich kaum mehr halten können!

SO TICKT DER MANN!

»Aimee kommt aus Paris und ist natürlich eine wahre Meisterin im Küssen. Zuerst flirtet sie mit meinen Lippen, leckt sie zart mit leichten, verspielten Berührungen. Dann schiebt sie die äußerste Spitze ihrer Zunge leicht in meinen Mund, zieht sie rasch wieder zurück und schiebt sie wieder hinein – ein bisschen so, als spiele sie ›Küsse-Verstecken‹ mit mir. Dann streicht sie wieder zart um meinen Mund und saugt zärtlich meine Lippen. Und schließlich lässt sie ihre Zunge kreisen und stößt sie dann mitten hinein in meinen Mund – ein echter Zünder für ein Feuerwerk der Leidenschaft!«

Cal, 37

Nackte Tatsachen!

Laut dem Buch *Die Kunst des Küssens* von William Cane sagen 82 Prozent aller Befragten, dass Mundgeruch der absolute Lustkiller ist.

209 Wie küsst man auf Französisch?

Der französische Kuss wird auch einfach Zungenkuss genannt. Und den kennen wir alle. Hier einige sexy Varianten, um Ihrer Technik das gewisse Etwas zu verleihen: Lassen Sie Ihre Zunge langsam um die seine kreisen. Erforschen Sie mit der Zungenspitze neugierig die Zahnreihen und den sensiblen Gaumen. Und um ihn richtig anzutörnen, lassen Sie Ihre Zunge an seiner Gaumendecke entlangflattern (das kann richtig kitzeln). Verfeinern Sie diese Bewegungen und voilà – bald fühlen Sie sich wie eine echte Französin!

Süßes Sex-Geheimnis

»Ich habe meinen Mann schon tausende Male geküsst, aber manchmal tue ich so, als sei es das erste Mal. So auch eines Morgens, kurz bevor er aus dem Haus zur Arbeit ging. Er hatte den üblichen Schmatzer erwartet, stattdessen aber habe ich ihn fast verschlungen. »Die Arbeit kann warten«, sagte er und drängte mich zum Bett. Zu wissen, dass ich ihn mit einem einzigen Kuss noch immer betören kann, ist ein sehr schönes Gefühl!«

Barbara, 32

Französisch für Fortgeschrittene

So wird der gewöhnliche Zungenkuss um einiges kribbelnder: Saugen Sie sanft an seiner Zunge, sobald sie in Ihren Mund stößt.

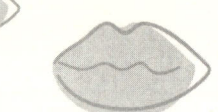

 Kuss 69

Tobey Maguire und Kirsten Dunst haben es in den *Spiderman*-Filmen vorgemacht. Küssen einmal »anders herum«, fühlt sich vollkommen anders an. *Und so geht's:* Er liegt, sagen wir mal, auf dem Sofa, während Sie von hinten kommen, sich über ihn beugen, so dass Ihre Augen über seinem Kinn sind und Ihre Oberlippe über seiner Unterlippe. Nun fangen Sie an, ihn zu küssen ... – ein irres Gefühl. Was meinen Sie?

 Erotische Nackenküsse

Sie gehören zu den wohl sinnlichsten und aufregendsten Küssen überhaupt. Aber was Sie vielleicht nicht wissen, ist, dass diese Küsse an bestimmten Stellen erotischer wirken als an anderen. Wo genau? Finden Sie es heraus: Ziehen Sie seinen Kopf leicht nach hinten und zur Seite. Das entblößt die überaus empfindsame Nackenlinie, die vom Ohr zur Schulter verläuft. Lassen Sie Ihre Lippen nun an dieser Linie entlang vom Ohrläppchen an abwärts gleiten, und wechseln Sie zwischen sanftem Knabbern und zärtlichen Küssen, so dass er nie genau weiß, was als Nächstes kommt.

> ## SO TICKT DER MANN!
> »Küssen ist an und für sich eine romantische Sache. Aber wenn meine Frau an meiner Zunge saugt, törnt mich das total an. Ich als Mann muss da unweigerlich an Oralsex denken.«
>
> Tim, 35

 ### 213 Déjà-vu – oder: Wie beim ersten Mal

Schließen Sie die Augen, und stellen Sie sich vor, Sie würden Ihre Lippen das allererste Mal auf die seinen legen. Dieser einfache gedankliche Trick kann überaus elektrisierend wirken – wie beim ersten Mal.

 ### 214 Geschmackstest

Überlegen Sie, auf welche Aromen er steht, und treffen Sie dann entsprechende Kussvorbereitungen – essen Sie beispielsweise einen Orangenschnitz, nippen Sie an einer heißen Schokolade oder nehmen Sie einen Schluck von seinem Lieblingsschlummertrunk. Beim Schmusen kommt garantiert die Frage: »Mmmh, du schmeckst lecker, was ist das?«. Küssen Sie ihn so lange, bis er es errät.

 Der filmreife Hollywood-Kuss

Weiß der Himmel, welches Filmpaar als erstes auf der Leinwand wild und leidenschaftlich geknutscht hat — Clark Gable und Vivien Leigh in *Vom Winde verweht*? Oder Humphrey Bogart und Ingrid Bergman in *Casablanca*? Wir wissen nur so viel: Jeder sollte es probieren, wenigstens einmal — besser noch täglich. Sie werden dahinschmelzen, wenn er Ihnen die Hand auf den Rücken legt und sich zu Ihnen niederbeugt, bevor sich Ihre Lippen berühren. Völlig entrückt in seinen Armen werden Sie sich selbst fühlen wie ein kleiner Star.

 Der Schmetterlingskuss

Für diese Kussvariante kommt nicht einmal Ihr Mund zum Einsatz (wer sagt denn, dass die Lippen ein Monopol auf das Küssen gepachtet haben?). Lassen Sie stattdessen Ihre Wimpern flattern und streichen Sie damit sanft über sein Gesicht … Oder klimpern Sie mit Ihren Wimpern auf seinen. Fantastisch!

Der Eskimo-Kuss

Machen Sie es wie die Eskimos und reiben Sie Ihre Nasen aneinander – eine nette, verspielte Kussart und eine gute Idee für kalte Tage, wenn man sich am liebsten unter der Decke verkriecht.

 Weltrekord im Küssen

Wie lange hat Ihr längster Kuss gedauert? Sie wissen es nicht? Dann finden Sie es heraus. Nur zu! Suchen Sie sich einen Kusspartner und küssen Sie, was die Lippen hergeben. Und wenn Ihnen die Luft ausgeht, atmen Sie einfach durch die Nase weiter, ohne den Kuss zu unterbrechen. Das können Sie minuten- oder auch stundenlang so machen ... Das liegt ganz bei Ihnen. Der laut *Guinness-Buch der Rekorde* längste Kuss der Welt fand 2005 in London zwischen James Belshaw und Sophia Severin statt und dauerte 31 Stunden, 30 Minuten und 30 Sekunden.

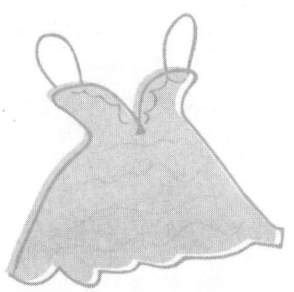

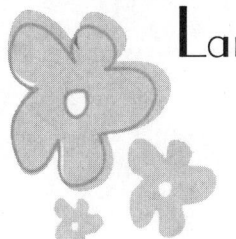

KAPITEL 11

Langes Vorspiel bitte!

Schade eigentlich, dass das Vorspiel häufig eher eine Nebenrolle spielt. Dabei weiß jeder Kenner, dass diese Phase viel mehr ist als nur eine lauwarme Aufwärmrunde. Immerhin dient diese Erregungsphase dazu, sich aufeinander einzustimmen und die beiderseitige Lust zu steigern. Doch ob das Vorspiel am Ende zum Orgasmus führt, hängt ganz von Ihnen ab. Anders gesagt: Es lohnt allemal, sich für das erotisierende Vorspiel, das alle Sinne betört, viel Zeit zu nehmen und alles zu geben. Wie Sie diese sinnliche Phase entsprechend ausdehnen, Ihre Fähigkeiten verfeinern und dabei alle erogenen Zonen stimulieren (wohlgemerkt alle!), das wollen wir Ihnen jetzt verraten.

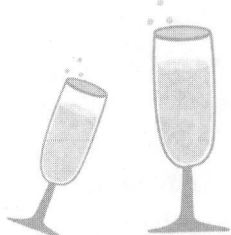

Nackte Tatsachen!

Laut einer aktuellen Umfrage widmen sich 46 Prozent der befragten Paare für drei bis zehn Minuten dem Vorspiel, 28 Prozent nehmen sich zehn bis zwanzig Minuten Zeit, und 13 Prozent dehnen das Vorspiel länger als 20 Minuten aus. In etwa genau so viele hetzen, als gäbe es etwas zu verpassen; sie halten sich weniger als drei Minuten mit dem Vorspiel auf und schreiten gleich zur Sache.

 219 Gehen Sie auf Streicheltour!

Legen Sie sich hin, und lassen Sie sich von Ihrem Partner verwöhnen und streicheln, und zwar überall, nur nicht an den Genitalien. Genießen Sie die verschiedenen Berührungen — festes Kneten, sanftes Streicheln, das Kitzeln mit einer Feder usw. So bekommen Sie ein Gefühl dafür (im buchstäblichen Sinne), *was* und *wo* es Ihnen am besten gefällt. Verwöhnen Sie sich abwechselnd alle 15 bis 20 Minuten. Und fragen Sie sich gegenseitig: »Härter? Sanfter? Lieber kreisen? Lieber auf und ab fahren?« Sie werden beide überrascht sein, wie schön sich ein Kitzeln am Innenarm oder eine Kopfmassage anfühlt — das muss nicht unbedingt sexuell erregend sein, aber um des schönen Gefühls willen ist es die Sache allemal wert.

 **Ziehen Sie ihn langsam aus!**

Kann es Ihnen manchmal nicht schnell genug gehen, aus den Klamotten zu kommen? Dann bringen Sie sich um ein aufregendes, ausgedehntes Vorspiel. Hier ein paar Faustregeln für das nächste Mal: Streifen Sie ihm jedes Kleidungsstück einzeln vom Leib, und begleiten Sie alle Bewegungen mit einem Streicheln und Küssen der jeweiligen Körperstelle. Während Sie beispielsweise einen Knopf nach dem anderen an seinem Hemd aufknöpfen, küssen und streicheln Sie mit der Bewegung die nackte Haut an Brust und Bauch darunter. Verwöhnen Sie auch Schultern und Nacken, wenn Sie ihm aus den Ärmeln helfen. Und wenn schließlich seine Hose fällt, wandert Ihr zärtlich küssender Mund an den Beinen entlang. Zu guter Letzt verwöhnen Sie ihn mit einer Fußmassage, wenn Sie die Socken ausziehen. Bis Sie ihn völlig entblättert haben (und das kann dauern!), wird er am ganzen Körper beben vor Erregung und darauf brennen, sich zu revanchieren.

 **Spielen Sie ein Vor-*Spiel*!**

Machen Sie ein erotisches Spiel aus dem Vorspiel, indem Sie sich einigen, es bis auf eine bestimmte Zeit hinaus zu dehnen (beispielsweise bis auf zwanzig nach neun), bevor Sie dann zum Beischlaf kommen. So prescht keiner vorschnell auf die Zielgerade, und Sie haben Zeit, auf Touren zu kommen. Genießen Sie es, und schwelgen Sie in diesem bis aufs höchste gesteigerten Erregungszustand.

 **Vielfältige Sinnesreize**

Denken Sie daran – Sie können nicht nur mit Ihren Händen auf körperliche Entdeckungsreise gehen. Kitzeln Sie ihn mit Ihren Haaren, streichen Sie mit einer Locke über seinen Oberkörper (auch tiefer, wenn er das mag). Oder anstatt sich die Kleider vom Leib zu reißen, befühlen Sie selbigen doch einmal durch die Stoffe hindurch – durch Seide, Baumwolle, Kaschmir. Das fühlt sich aufregend sexy an (umso mehr, wenn Sie keinen BH tragen). Und falls Sie eines Abends die Sexgier so richtig packt, dann stöbern Sie im Haus nach allem, was Sie anstacheln und neue erotische Sinnesreize wecken könnte – glatte Löffel, wächserne Kerzen, federne Staubwedel. Egal wie ausgefallen und schräg, Hauptsache, Sie haben Spaß!

 **Betreten verboten!**

Nehmen Sie einen Bademantelgürtel, um im Bett damit eine »Grenze« zu ziehen. Nun erregen Sie sich gegenseitig, aber ohne die »Grenzlinie« zu überschreiten. Viel mehr als Ihre Hände benutzen, können Sie kaum. Mal sehen, wie lange Sie es aushalten!

224 Das erotische Spiel der Sinne!

Schulen Sie Ihre erotischen Sinne. Wie? Mit einem alten Kinderspiel. Spielen Sie »Blinde Kuh«, und verbinden Sie Ihrem Partner die Augen. Wenn der visuelle Reiz fehlt, sind die anderen Sinne umso wacher. Nutzen Sie diesen (wissenschaftlich belegten) Umstand aus, um herauszufinden, welche Gefühlsregungen seine Lust entfachen und welche nicht. Oder spielen Sie das »Buchstabenspiel«: Malen Sie sich gegenseitig ein Wort auf Bauch oder Rücken, das es zu erraten gilt. Na, bei welchem Buchstaben hat es besonders gekribbelt?

225 Üben Sie konstruktive Kritik!

Zu wissen, was dem anderen so gar *nicht* gefällt, ist genauso wichtig wie zu wissen, was ihm gefällt. Um ihm möglichst behutsam verständlich zu machen, worauf Sie gar nicht stehen, nennen Sie im gleichen Atemzug immer etwas, das Ihnen gefällt. Beispiel: »Du weißt, ich mag es, wenn du meine Brustwarzen saugst. Aber manchmal bist du etwas grob. Ich habe es lieber, wenn du sie sanft massierst.« Sprechen Sie miteinander darüber, und hören Sie einander zu, bis alle Unklarheiten beseitigt sind.

Nehmen Sie ihn an die Hand!

Legen Sie Ihre Hand auf die seine, und führen Sie sie über die Körperstellen, die Sie stimulieren. Oder Sie legen seine Hand auf die Ihre und machen das Gleiche. So oder so, diese praktische Anleitung sagt mehr als Worte — und schneller können Sie ihm nicht beibringen, *wo* und *wie* Sie es gerne haben.

 **Neckische Spielchen!**

Nun, wo Sie seine erogenen Zonen kennen — und er Ihre —, können Sie das Vorspiel so richtig ausreizen: Streicheln Sie einander an den gewohnten Stellen, berühren Sie dabei die »heißen Stellen« aber nur fast, nicht ganz. Beispiel: Anstatt sich geradewegs auf seine Brustwarzen zu stürzen, umkreisen Sie sie zunächst von außen (mit zarten Küssen oder Berührungen) und nähern sich langsam und spiralförmig der Mitte. Die Nervenenden, die Sie dabei umgehen, werden durch die sexuelle Spannung zehnmal stärker erregt.

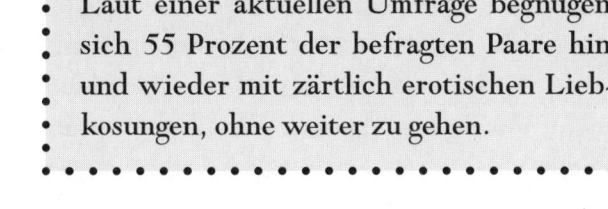

Nackte Tatsachen!
Laut einer aktuellen Umfrage begnügen sich 55 Prozent der befragten Paare hin und wieder mit zärtlich erotischen Liebkosungen, ohne weiter zu gehen.

228 Ausgedehntes Vorspiel – von morgens bis abends

Fakt ist: Je länger das Vorspiel, desto lustvoller am Ende der Höhepunkt! Spricht also nichts dagegen, am frühen Morgen damit zu beginnen und die Spannung über den ganzen Tag bis zum Abend zu steigern. Lassen Sie gleich beim Aufwachen die Hand über seinen Körper wandern, bis Ihnen »plötzlich einfällt«, wie spät es schon ist, und Sie aus dem Bett springen. Nutzen Sie tagsüber jede Gelegenheit, um immer wieder hautnah an ihm vorbeizustreichen. Berühren Sie dabei sanft seinen Rücken, seine Brust oder andere Körperteile, während Sie unbeirrt Ihrer täglichen Routine nachgehen. Diese kleinen sexuellen Appetithäppchen werden ihre Wirkung nicht verfehlen. Bis zum Abend werden Sie beide derart aufgegeilt sein, dass Sie wie wild übereinander herfallen.

(229) Planen Sie ein »enthaltsames« Wochenende

Nehmen Sie sich alles vor ... außer das Eine. Gerade das regt kreativ erotische Fantasien an. Ein heißes, imaginäres Vorspiel, das sich über ganze lange 48 Stunden zieht, sorgt für knisternde Erotik, die sich dann am Montagmorgen in wilder, entfesselter Lust entlädt.

Nackte Tatsachen!
Laut einer Studie der kanadischen University of New Brunswick wünschen sich Männer – jawohl, die Männer! – ein ausgedehnteres Vorspiel. Während die Frauen schätzten, dass ihre Partner mit 13 Minuten Vorspiel zufrieden seien, befanden – wer hätte das gedacht! – die Männer 18 Minuten als ideal.

KAPITEL 12

Erogene Zonen von Kopf bis Fuß

Wahrscheinlich wissen Sie und Ihr Partner ganz genau, welche erogenen Knöpfe Sie jeweils drücken müssen, wenn Sie die Sexlust packt. Nichts gegen altbewährte Methoden, aber um die Gier zu entfachen, gibt es noch viele weitere erogene Zonen. Welche? Wir sagen es Ihnen. Folgen Sie uns auf eine erotisch anatomische Entdeckungsreise, und Sie werden staunen, wo Sie durch Küssen, Streicheln oder (jawohl) auch Kitzeln die Lust zum Brodeln bringen können. Auch wenn es in unseren Ratschlägen meist darum geht, wie Sie ihn verwöhnen – sie funktionieren alle auch umgekehrt. Wechseln Sie sich also ab, um den beiderseitigen Genuss zu steigern! Nicht alles mag für Sie in Frage kommen, doch ein Ausflug in bislang unbekannte erogene Gefilde lohnt allemal. Und wer weiß, vielleicht stoßen Sie ja auf die ein oder andere Stelle, an denen sich Ihre Wollust derart entfacht, dass Sie sie beim künftigen Liebesspiel nicht mehr missen möchten. Viel Spaß!

Was Männer anmacht

»Molly haucht mir ins Ohr, säuselt süße Worte wie:
›In dem Hemd siehst du echt sexy aus.‹, oder: ›Ich
liebe dich.‹ Dann stupst sie ihre Zungenspitze spielerisch hinein und knabbert mit den Zähnen sanft
an meinem Ohrläppchen. Dabei rieselt mir jedes
Mal ein Schauer der Erregung über den Rücken.«

Kevin, 34

 **230** Der Kopf

Während er (oder sie) liegt, streichen Sie ihm (oder ihr)
mit den Händen leicht durch das Haar und über den Hin-
terkopf, den Sie dann sanft in beiden Händen wiegen.
Dort, wo der Schädel in den Nacken übergeht, tasten Sie
nach zwei flachen Mulden. Der chinesischen Medizin zufolge liegen dort Akupressurpunkte, die unter leichtem
Druck auch untere Körperregionen erregen. Wie? Legen
Sie jeweils zwei Finger in diese Mulden und heben Sie seinen Kopf leicht an, so dass das Gewicht auf Ihren Fingerspitzen lastet. Das steigert den Energiefluss in den Genitalien, wo es wohlig warm zu prickeln beginnt (und das
ohne eine direkte Berührung!).

231 Die Ohren

Zweifelsohne ist das Ohrläppchenknabbern eine Kunst für sich, und mit der folgenden Methode können Sie all Ihre Künste unter Beweis stellen: Saugen und knabbern Sie zunächst leicht an seinem Ohrläppchen, um ihn einzustimmen. Dann wandert Ihre Zunge langsam um den Ohrrand, folgt lustvoll jeder Biegung bis zur Ohrspitze und wandert sanft züngelnd am Innenrand entlang wieder zurück bis zum Ohrläppchen. Lassen Sie dabei Ihre Zunge spielerisch am Innenohr kreisen und hauchen Sie warme Atemluft hinein. Wenn er sich dann lustvoll zu winden beginnt, stupsen Sie Ihre Zunge kräftiger in die Ohrmuschel hinein und lassen sie hin und her gleiten. Gänsehaut und wohliges Stöhnen sind damit garantiert!

232 Das dritte Auge

Das sogenannte dritte Auge ist nach vielen fernöstlichen Religionen ein energetisches Zentrum in der Mitte der Stirn, zwischen Haaransatz und Augenbrauen. Und dieses Auge kann man öffnen, was die Wollust wecken und die Erregung steigern soll. Wie das geht? Drücken Sie ungefähr eine Minute lang sanft auf besagte Stelle und fragen Sie ihn dann, was er *sieht*. (Aber wundern Sie sich nicht, wenn er heiße, lüsterne Bilder beschreibt.)

Die Nase

Knabbern Sie verspielt mit den Zähnen an seiner Nasen-spitze. Warum ihm das gefällt? Darum: Nicht nur auf den Lippen, sondern auch auf der Nase liegen mehr Nervenen-den als in jedem anderen Teil des Gesichts. Und deshalb ist er dort für sexuelle Reize besonders empfänglich. Plus — das in der Nase befindliche Schwellgewebe reagiert auf se-xuelle Erregung, was die Durchblutung und die Empfind-samkeit steigert (hauptsächlich im Naseninnern).

Nackte Tatsachen!

Kaum zu glauben, aber wahr: Wie Wissenschaft-ler herausgefunden haben, kann das Stimulieren der Nase zu einem echten »Liebesleid« führen, der sogenannten »Honeymoon-Rhinitis«, was sich zu-meist in einer verstopften Nase äußert.

 **Der N-Spot**

Schon einmal gehört (oder besser gesagt *erfühlt*)? Wohl eher nicht. Dabei handelt es sich um eine äußerst erogene Zone. Küssen, lecken oder knabbern Sie an der kleinen Hautfalte zwischen Kinn und Adamsapfel. Das wirkt direkt auf die Nervenenden seiner unteren Regionen. Er wird sich ganz schön wundern, warum sich da so plötzlich etwas regt!

 ## Das Genick

Das Genick ist von unzähligen Nervenenden durchzogen und hat auch symbolische Bedeutung. In einigen primitiven Kulturen markiert man bestimmte Punkte im Genick, um die dort fließende Energie zu versiegeln. Sie aber wollen sie entfesseln. Und das machen Sie folgendermaßen: Führen Sie Ihre Lippen ganz dicht an die Haut, aber ohne sie zu berühren, und hauchen Sie einen warmen Luftstrom darauf. Die winzigen flaumigen Nackenhärchen werden sofort reagieren und ihm einen wohligen Schauer durch den Körper jagen – vom Kopf bis zu den Zehen.

Nackte Tatsachen!

Wie jeder weiß, ist man an den Füßen extrem kitzelig. Während normalerweise schon die leichteste Berührung genügt, um ein armes Kitzel-Opfer um Gnade winseln zu lassen, versuchen Sie das Gleiche einmal, wenn er erregt ist – er wird es als angenehm empfinden!

Die Schultern

Der sogenannte Hals-Schulter-Winkelpunkt ist ein Akupressurpunkt. Er befindet sich beiderseitig am Nackenrand, genau am Übergang vom Hals zur Schulter. Die Aktivierung dieses Punktes hilft bei sexuellen Verspannungen. Kneten Sie diesen Punkt sanft mit den Daumen, und Ihr Liebster wird wie Wachs in Ihren Händen sein.

 Das Brustbein

Tasten Sie das Brustbein gleich oberhalb des Herzens nach einer kleinen Vertiefung ab. Dieser Akupressurpunkt heißt *Sea of Tranquility* (»Meer der Ruhe«). Und das aus gutem Grund: Er löst einen unwahrscheinlich entspannten Gemütszustand aus. Drücken Sie ihn sanft mit den Fingern, und Ihr Süßer wird dahinschmelzen.

Die Arme

An den Armen finden sich nicht nur ein, sondern gleich zwei heiße Stimulationspunkte: die Achselhöhle und die Innenseite des Ellbogens (im Allgemeinen sind alle Vertiefungen am Körper erogene Zonen, so auch die Kniekehle; die Pospalte; die Leistenbeuge, wo die Schenkel auf das Becken treffen; die kleine Mulde zwischen Ohr und Schädel). Aber zurück zu den Armen: Die Stelle unter der Achsel ist besonders sensibel und bei starker Berührung oft auch kitzelig. Streicheln Sie dort also besonders leicht, um ein wohliges Prickeln zu erzeugen.

 Die Brust

Die Brust zu liebkosen gehört zum klassischen Vorspielrepertoire. Mit der folgenden Massage werden Sie sämtliche Muskeln zum Zucken bringen. *Und so geht's:* Sie sitzen hinter ihm, während sein Kopf auf Ihrem Schoß liegt. Dann lassen Sie Ihre Hände langsam über seine Brustmuskeln abwärtsgleiten (das sind die Muskeln gleich unterhalb des Schlüsselbeins) und streichen Ihre Bewegungen zur Armbeuge hin aus. Wiederholen Sie diese leichte Massage nach Herzenslust. (Nicht, dass Sie denken, das verwöhnt nur die männliche Brust. Auch auf dem blanken Busen fühlen sich diese Streicheleinheiten himmlisch an.)

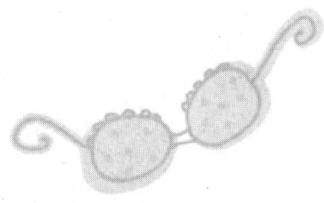

Nackte Tatsachen!

Ob Sie es glauben oder nicht — Nabel und Klitoris haben überraschend viel gemeinsam. Während der embryonalen Entwicklung gehen diese beiden Körperareale aus dem gleichen Gewebe hervor. Und das bedeutet, dass sie neurologisch bis ins Erwachsenenalter verbunden sind. Probieren Sie es einmal aus: Stecken Sie den Finger in Ihren Bauchnabel, und es kann gut sein, dass Sie das an anderer Stelle seeehr angenehm verspüren.

 Die Brustwarzen

Ihre Brustwarzen wurden bestimmt schon ordentlich verwöhnt. Seine Brustwarzen aber haben genauso viele Nervenenden wie Ihre — und das bedeutet, dass Mann und Frau an diesen Stellen gleichermaßen sexuell empfindlich sind. Es gibt zahllose Möglichkeiten, die Brustwarzen zu stimulieren: Kneten Sie sanft, ziepen Sie spielerisch oder streicheln Sie einfach leicht mit den Fingerspitzen oder der flachen Hand darüber. Manche Männer mögen sich etwas zieren, weil sie es als unmännlich empfinden. Doch hat *Mann* diese Hemmschwelle erst überwunden, wird er mehr als froh darum sein. Helfen Sie nach!

241 Der Bauchnabel

Finden Sie nicht auch? Bauchnabel sehen von Natur aus irgendwie knuffig aus. Stupsen Sie mit der Zunge oder dem Finger leicht hinein, oder – falls Ihrem Partner das unangenehm ist – fahren Sie mit küssenden oder streichelnden Bewegungen an der Mittellinie unterhalb des Bauchnabels sanft abwärts. Dabei werden Sie auf drei Reflexzonenpunkte treffen, auf das sogenannte *Sea of Energy* (»Meer der Energie«). Und das kurbelt nicht nur seinen erogenen Motor an, sondern auch seine Fruchtbarkeit.

242 Das Kreuzbein

Zugegeben: Das Steißbein vermutet man nicht gerade als erogene Zone, aber in diesem winzigen Wirbel gleich oberhalb des Gesäßes sitzt der Kreuzbeinnerv. Wird er stimuliert, macht sich das unmittelbar in den Genitalien bemerkbar. Um eine lustvolle Kettenreaktion auszulösen, liegt er auf dem Bauch und Sie sitzen im Reitsitz auf seinen Oberschenkeln. Dann drücken oder massieren Sie sein Kreuzbein leicht mit der flachen Hand – das erzeugt ein heißes Gefühl. Und zwar genau dort, wo es darauf ankommt.

Was Männer anmacht

»Die Art und Weise, wie Jaime meine Hand küsst, macht mich total an. Sie hält sie und streichelt mit dem Daumen zunächst über meinen Handrücken. Dann führt sie meine Hand an ihre Lippen, küsst sie zuerst außen, dann innen. Und dann legt sie ihren Mund auf die Innenseite meines Handgelenks, als wolle sie meinen Puls mit den Lippen fühlen. Und der fängt dabei jedes Mal an zu jagen.«

Josh, 29

 **243** Der Handteller

Unsterblich verliebt zu sein bedeutet, energetisch miteinander verbunden zu sein. Nach wissenschaftlichen Erkenntnissen der Reflexzonentherapie liegt der Mittelpunkt der Handinnenfläche (gleich unterhalb des Mittelfingers) auf dem Herzbeutelmeridian, einer Energiebahn, die direkt mit dem Herzen verbunden ist. Die Folge? Das Stimulieren des Handtellers löst Liebesgefühle aus. Um das Herz Ihres Liebsten schneller schlagen zu lassen, malen Sie gegen den Uhrzeigersinn leichte Kreise in das Innere seiner Hand. Nach den Sexualpraktiken des Tantra befreit die Berührung entgegen dem Uhrzeigersinn gestaute Energien und erzeugt damit ein unerwartet harmonisierendes Wonnegefühl mit außerordentlicher Wirkung.

 Die Hüften

Wollen Sie, dass sich in seinen unteren Regionen etwas regt, noch bevor Sie dorthin vorstoßen? Dann widmen Sie sich seinen Innenschenkeln. Beginnen Sie oberhalb des Knies. Hauchen Sie leichte Küsse auf, und lassen Sie Ihre Lippen dann langsam immer höher wandern. Verstärken Sie den Druck Ihrer küssenden Lippen, je weiter Sie nach oben kommen. Oder Sie küssen ihn entlang der Leistenbeuge. So oder so, die sexuelle Energie wird fließen!

Nackte Tatsachen!

Laut einer Studie von Stuart Meloy, einem Anästhesisten in Winston-Salem, North Carolina, führt die elektrische Stimulation des Kreuzbeinnervs bei 91 Prozent aller Frauen zu einem Orgasmus. Meloy machte diese Entdeckung eher zufällig, als er einer Patientin Elektroden anlegte, um ihre Rückenschmerzen zu behandeln. (»Sie müssen meinem Mann einmal beibringen, wie Sie das machen!«, scherzte sie danach.)

Nackte Tatsachen!

Ist Ihnen schon einmal aufgefallen, wie unsere Zehen unwillkürlich zucken, wenn wir zum Höhepunkt kommen? (Im Englischen spricht man gar von *toe-curling orgasm*.) Das liegt daran, dass es eine direkte Nervenverbindung zwischen Kitzler und Zehen gibt – insbesondere dem großen Zeh. Dieser Reflex lässt sich auch umgekehrt nutzen, will heißen: Durch das Stimulieren des Großzehs kann manch eine(r) zum Orgasmus gelangen.

(245) Die Fußsohlen

Eine Fußmassage fühlt sich einfach fantastisch an. Und dafür gibt es einen guten Grund: Die Unterseite des Fußes ist dicht durchzogen mit Nervenenden und Akupressurpunkten. Nach einem langen Tag auf den Beinen ist eine Fußreflexzonenmassage die reinste Wohltat. Der erogenste Punkt liegt auf einem Drittel der Fußbreite unterhalb des dritten Zehs und wird auch scherzhaft die »sprudelnde Quelle« genannt; drücken Sie sie, und Sie wissen, warum: Er lässt die sexuellen Energien nur so fließen; ein Kribbeln wandert durch die Beine und bringt die Lust zum Kochen – und zwar rasch.

246 Der Großzeh

Das Saugen am großen Zeh mag manch einer als angenehm empfinden, aber probieren Sie einmal etwas anderes (und Effektiveres): Drücken Sie seitlich auf die große Zehe und kneten Sie sie sanft zwischen den Fingern. Nach der chinesischen Reflexzonenpraktik verlaufen dort seitlich jeweils zwei Meridiane (Energiebahnen), die über die Genitalien unmittelbar in die Hirnanhangdrüse führen. Das Stimulieren dieser Meridiane löst Energieblockaden und regt die Durchblutung der Organe an. (So produziert die Hirnanhangdrüse beispielsweise mehr luststeigernde Hormone wie Testosteron. Und das heizt den Geschlechtstrieb an.)

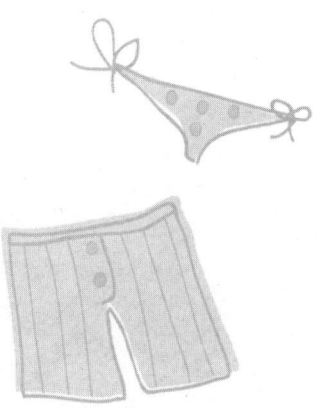

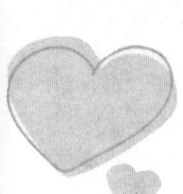

KAPITEL 13

Nehmen Sie die Sache »in die Hand«!

Fragen Sie sich selbst: Wann haben Sie das letzte Mal die Ärmel hochgekrempelt und nach allen Regeln der Kunst sein bestes Teil massiert, bis er einen Orgasmus hatte, der ihn fast ohnmächtig vor Lust werden ließ? Falls Ihre Antwort lautet »In der Schulzeit«, »Noch nie« oder »Wozu denn, wenn man auch anderweitig jede Menge Spaß haben kann« – wird es Zeit, das zu ändern. Schließlich sind Ihre Hände hübsche, wendige, kleine Werkzeuge, die ungemein lernfähig sind – auf einer Schreibmaschinentastatur schaffen sie über hundert Anschläge pro Minute; oder sie können meisterlich Klavier spielen. Klar, dass sie auch auf seiner Klaviatur wahre Meisterstücke vollbringen können. Wir zeigen Ihnen, wie Ihr **Handwerkszeug** *geradezu magische Wirkung entfaltet. Am Ende dieses Kapitels werden Sie »sein Glück« nur allzu gerne »in die Hand nehmen«. Und er wird es kaum erwarten können, sich zu revanchieren (siehe nächstes Kapitel!).*

Zunächst aber ein paar Grundregeln ...

 **Benutzen Sie Gleitcreme!**

Das Eincremen oder Einölen ist ein Muss, damit alles gut flutscht. Hier das Für und Wider der Mittel Ihrer Wahl:

Ölbasierte Cremes: Vaseline, Handfeuchtigkeitscreme, Massageöl oder auch Olivenöl finden sich in jedem Haushalt. Doch Vorsicht: Nur äußerlich, nicht innerlich anwenden! Öle in der Vagina können haften bleiben und Infektionen verursachen. Zudem greift es das Latex in Kondomen oder Diaphragmen an.

Wasserbasierte Cremes: Besonders in den USA ist *K-Y Jelly* sehr populär und steht als Synonym für Gleitmittel. Ursprünglich diente es medizinischen Zwecken und ist heute in allen Drogeriemärkten oder im Internet für den privaten Gebrauch zu bekommen. Es enthält keine Farb- und Parfümzusätze und ist deshalb bei oralen Sexualpraktiken sehr beliebt. Es hinterlässt keine Flecken auf Textilien und kann leicht entfernt werden. In Deutschland leicht erhältliche Pendants sind u. a. *Flutschi* und *Aquaglide*.

Silikonbasierte Cremes: Diese Cremes zeichnen sich vor allem dadurch aus, dass sie kondomfähig sind, das heißt, sie bleiben an Kondomen haften. Im Gegensatz zu wasserbasierten Gleitcremes halten sie stundenlang. Sie lösen sich nicht auf, wenn sie mit Wasser in Berührung kommen (bringen also auch Spaß unter der Dusche oder im Swimmingpool). Allerdings sollten Sie die Creme nicht unbedingt auf Sexspielzeugen verteilen, da sie leicht daran kleben bleibt.

PS: Für welche Gleitcreme Sie sich auch entscheiden, denken Sie daran, dass sich jede Creme auf den Genitalien eiskalt anfühlt. Besser, Sie verreiben vor dem Auftragen einen kleinen Klecks in der Hand.

248 Einreiben, aber richtig

Das Einreiben erfordert ein feines Gespür, um die richtige Balance zwischen Tempo und Druck zu finden. Faustregel: Je fester der Griff, desto langsamer das Tempo. Je sanfter der Griff, desto schneller können Sie reiben. So können Sie sichergehen, die Nervenenden nicht zu stark zu strapazieren, sie aber dennoch zu stimulieren.

249 *Hand-Spiel*

Wollen Sie wissen, wie er es am liebsten mag? Dann bitten Sie ihn, es Ihnen zu zeigen, während Sie ihm dabei zusehen. Ist das nicht unbedingt seine Sache, dann probieren Sie es anders: Legen Sie die Hand auf sein Gemächt und bitten Sie ihn, seine Hand obenauf zu legen und die Führung zu übernehmen; die Hand also so zu bewegen/drücken/ziehen, wie es ihm gefällt.

Nackte Tatsachen!
Laut einer aktuellen Umfrage haben 31 Prozent aller Frauen für das Glied Ihres Partners einen Kosenamen.

 **250** Finden Sie seine »heißen Punkte«!

Ja, natürlich, wir wissen es alle: Sein Penis ist ein einziger heißer Punkt. Aber wissen Sie auch, dass er überzogen ist von einer ganzen Reihe erogener Punkte, die ihn so richtig heißmachen können? Hier ein kurzer Überblick:

Eichel: Die Eichel ist die Verdickung am vorderen Ende des Penis, besitzt sehr viel mehr Nervenenden als der Schaft des Penis und ist daher extrem erregbar.

Eichelrand: Der Eichelrand, dort wo die Eichel in den Schaft übergeht, ist besonders empfindsam, insbesondere an dem Punkt, der bekannt ist als ...

Frenulum (oder Vorhautbändchen): Das Vorhautbändchen ist die Hautfalte zwischen der Eichel und dem Innenblatt der Vorhaut. Für viele Männer ist diese kleine Falte das A(h) und O(h) der Lust.

Vorhautnaht: An der Unterseite der Vorhaut ist eine Verwachsungslinie (die Vorhautnaht) sichtbar, die sich über das Vorhautbändchen in die Penisnaht fortsetzt. Die zahllosen Nervenenden dort nehmen selbst kleinste Reize wahr.

Hodensack: Auch als »Kronjuwelen« bekannt. Sanfte Berührungen lösen angenehme Empfindungen aus. Aber Vorsicht: nicht zu fest drücken!

Samenblase (auch Bläschendrüse oder Geschlechtsdrüse): Sie ist paarig angelegt und fühlt sich an wie eine kleine Verzweigung, die vom Hodensack wegführt und in die Harnröhre mündet.

Der männliche G-Punkt: Juhu – auch Männer haben einen! Er liegt auf einem münzgroßen Bereich gleich hinter den Hoden, zwischen Hodensack und After. Leicht drücken, und er schwebt ihm siebten Himmel!

After (Anus): Dieser Bereich ist für viele Männer und auch für viele Frauen tabu. Wer aber Lust verspürt, ihn zu erkunden, den machen wir nachstehend mit allen Tricks vertraut.

UND JETZT: LASSEN SIE ES KRACHEN ...

 **Mit Effet**

Nehmen Sie seinen Penis wie gewohnt in die Hand, aber geben Sie in die auf und ab streichelnde Bewegung eine leichte Drehung hinein – es wird ihn umhauen. Oben angekommen, drehen Sie noch ein wenig mehr und fahren dann langsam wieder nach unten. Dieser einfache Trick reizt genau die richtigen Stellen. Aber wundern Sie sich nicht, wenn er mit einem erstaunten »Was war denn das?« reagiert – vielen Männern sind diese Wonnegefühle nämlich vollkommen neu.

Nackte Tatsachen!

Haben Sie sich je gefragt, wie oft *Mann* selbst Hand anlegt? Laut einer aktuellen Umfrage tun es 34 Prozent der befragten Männer mehrmals monatlich, 31 Prozent mehrmals wöchentlich und 23 Prozent fast täglich. Nur 12 Prozent sagen Nie.

Süßes Sex-Geheimnis

»Wenn *er* nicht gerade ungewöhnlich winzig oder ungewöhnlich riesig ist, spielt die Größe eigentlich keine Rolle, solange der Mann *ihn* zu gebrauchen weiß. In den richtigen Stellungen kann auch die ›Durchschnittsgröße‹ ein echter Knaller sein.«

Candice, 25

 Die Korbflechterin

Wieso nur eine Hand gebrauchen, wenn Sie auch zwei benutzen können? Schlingen Sie die Finger ineinander und umschließen Sie seinen Penis mit beiden Händen. Streichen Sie nun an seinem Glied entlang, auf und ab, und er genießt die Stimulation im Doppelpack!

 Handarbeit Deluxe

Es gibt Handarbeit ... und *Hand*arbeit. Möchten Sie ihn eines Abends mit Letzterer verwöhnen, dann probieren Sie es mit folgender Methode, die nicht nur einen, sondern gleich haufenweise heiße Punkte erregt (für einen vollständigen Überblick über deren Position, siehe Tipp 250). Streicheln Sie zunächst für einige Minuten an der Unterseite seines Penis entlang, beginnend von unten nach oben. Dann gleiten Sie mit den Fingerspitzen an der Penisnaht entlang (an der Unterseite der Vorhaut). Lässt er erste Regungen erkennen (und das wird wohlgemerkt nicht lange dauern), streichen Sie sanft um den Eichel-rand herum und widmen sich dabei besonders dem hy-persensiblen Vorhautbändchen auf dessen Unterseite. Umrunden Sie den Eichelrand ein paar Mal und fahren Sie dann wieder an der Penisnaht entlang abwärts. Nun wiederholen Sie das Ganze. Inzwischen umfassen Sie mit der hohlen Hand Hodensack und Samenblase und fangen sanft zu kneten an. Damit stimulieren Sie viele seiner empfindsamsten Stellen gleichzeitig, so dass ihn selbst das zarteste Streicheln in einen sinnlichen Rausch versetzen dürfte.

 **Der Kreis der Freude**

Sich auf nur einen seiner erogenen Punkte zu konzentrie-ren, kann durchaus eine heiße Nummer sein. Aber, wenn Sie ihn einmal so richtig beeindrucken wollen, dann ver-fahren Sie so: Nehmen Sie sein Glied in die Hand, und zwar so, dass die Fingerknöchel zu seinem Bauch hin zei-gen, und massieren Sie dann mit dem Daumen kreisför-mig um das Vorhautbändchen herum – eine simple Be-wegung, aber sehr effektiv, denn diese Stelle ist überaus empfindsam.

Penis-Shiatsu

Führen Sie die obige Bewegung weiter, und gehen Sie von zartem Streicheln in leichtes Drücken über. Bilden Sie mit Daumen und Zeigefinger um den unteren Penisschaft einen Ring und drücken Sie nur ganz kurz etwas fester. Dann lockern Sie den Griff, fahren langsam nach oben bis zur Spitze, während Sie immer wieder sanft drücken. Nach der japanischen Shiatsu-Lehre liegen auf dem Penisschaft zahlreiche Akupressurpunkte, die bei einfühlsamer Berührung durch leichten Fingerdruck den Energiefluss und die Durchblutung anregen (was der Erektion durchaus förderlich ist).

Süßes Sex-Geheimnis

»Ich nenne sein bestes Stück — nach der Hip-Hop-Band mit dem ›mächtigen‹ Frontmann — *Heavy D & The Boyz.*«

Ana, 30

 Die Zwischenfingerfalte

Sind Sie schon einmal auf die Idee gekommen, die Falte zwischen den Fingern für manuelle Liebesspiele an seinem besten Stück zu benutzen? Wohl eher nicht. Probieren Sie es aus: Spannen Sie Daumen und Zeigefinger V-förmig auseinander und legen Sie den Penisschaft in die weiche Beuge. Dann bewegen Sie die Hand auf und ab, so dass die Haut zwischen Ihren Fingern den Schaft nur leicht touchiert – für ihn ein herrliches Gefühl, das durchaus auch *Ihre* unteren Regionen in Wallung bringen kann.

257 Heizen Sie ihn an!

Just in dem Moment, da er sich bereits im siebten Lusthimmel wähnt, legen Sie nach: Führen Sie beide Hände seitlich an seinem Glied entlang. Erst parallel und dann in einer sanften Bewegung leicht gegeneinander (für alle, die bei den Pfadfinderinnen waren: Die Bewegung erinnert ein bisschen an das Feuermachen mit einem Stock). Die sanfte Reibung stimuliert die Nervenenden auf völlig neuartige Weise – mal seitwärts, mal auf und ab – und sorgt für ein wohlig erotisches Gefühl. (Merke: Viel Gleitcreme ist ein Muss; siehe Tipp 247.)

258 Erotisches *Ball*spiel

Viele Frauen lassen die »Kronjuwelen« außen vor, weil sie glauben, dass Berührungen dort eher als schmerzhaft denn als angenehm empfunden werden. Falsch. Richtig und mit der nötigen Vorsicht gemacht, können Berührungen dort wahre Wunder wirken. Umschließen Sie zunächst das untere Ende des Schafts mit Daumen und Zeigefinger so, dass der Hodensack gestrafft wird. Dann streicheln Sie mit den Fingerspitzen (oder Fingernägeln) ganz sanft über die Haut. Wenn Sie spüren, dass sich der Hodensack zum Körper hin zusammenzieht − Glückwunsch! Es gefällt ihm.

 **259** Starthilfe für den männlichen G-Punkt

Die meisten Männer wissen nicht einmal, dass sie einen G-Punkt haben. Wie dankbar wird er Ihnen sein, wenn Sie ihn für ihn finden! Und so aktivieren Sie diesen Punkt: Er liegt vor Ihnen, seine Füße auf Ihren Schultern, während Sie zwischen seinen Beinen knien. Lassen Sie nun Ihre Hand an dem weichen Muskelband zwischen Hodensack und After entланggleiten und tasten Sie nach einer leichten Vertiefung, einer Art Grübchen. Bingo! Drücken Sie sanft darauf, und er wird abheben!

> *Nackte Tatsachen!*
> Kommt es wirklich auf die Größe seines *besten Freundes* an? Nein, sagt die Mehrheit der Frauen (56 Prozent) laut einer aktuellen Umfrage. Die Männerwelt wird es freuen.

260 Von hinten

Okay – das Wichtigste zuerst: Wenn Ihr Partner auf Anal-verkehr steht, heißt das nicht, dass er schwul ist. Trotz-dem stehen viele Männer auf Analsex und empfinden ihn als besonders lustvoll. Warum? Hier die Antwort: Anal-sex stimuliert die überaus empfindliche Prostatadrüse, die wenige Zentimeter vor dem Anus liegt und einen Or-gasmus auslösen kann. Wenn Sie offen dafür sind, diese Tabu-Zone zu erkunden, sprechen Sie sich vorher unbe-dingt mit ihm ab (Auf gar keinen Fall sollten Sie ihn da-mit überrumpeln!). Sind Sie sich einig, sollten Sie ein paar Dinge parat haben: Gleitmittel, ein Muss (ohne: Autsch!), und eventuell auch Latex-Fingerhandschuhe oder Kon-dome aus dem Drogeriemarkt, die Sie über die Finger zie-hen, um inwendige Hautrisse zu vermeiden und etwas zusätzlichen Schutz zu haben. Wenn es dann so weit ist, machen Sie ihn mit einem ausgiebigen Vorspiel so richtig scharf … und dringen dann *gaaanz langsam* und mit be-hutsam kreisenden Bewegungen ein. Drinnen angekom-men, halten Sie kurz inne, so dass er sich an das Gefühl gewöhnen kann. Dann versuchen Sie die Prostata zu strei-cheln oder leicht zu drücken. Mal sehen, wie er reagiert! (Höchstwahrscheinlich mit ekstatischer Begeisterung.)

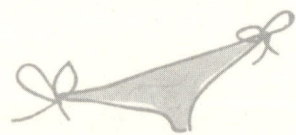

KAPITEL 14

Verführerische Männerhände

Im vorangegangenen Kapitel haben wir Ihnen gezeigt, wie Sie ihm höchste Wonnegefühle verschaffen. Nun sind Sie an der Reihe, und er wird vermutlich schon darauf brennen, zu zeigen, dass auch er ein paar Tricks auf Lager hat. Helfen Sie ihm ruhig ein wenig auf die Sprünge. Die meisten Männer werden erstaunt sein zu erfahren, was sie neben dem üblichen Fingerspiel unterhalb Ihrer Gürtellinie noch so alles anstellen können. Und auch Sie werden Bauklötze staunen — Sie wissen ja gar nicht, was Ihnen bisher alles entgangen ist. Also: Anschnallen und abheben!

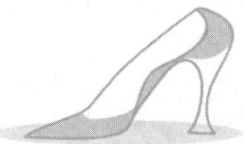

Zunächst aber ein paar Grundregeln …

 **261** Noch einmal: Benutzen Sie Gleitmittel!

Ein Gleitmittel ist nicht nur für ihn wichtig, auch für Sie ist es von Bedeutung. Mal ehrlich, wir alle haben Tage, an denen es mit der Feuchtigkeit nicht so richtig klappt – und das nicht unbedingt deshalb, weil wir nicht erregt sind. Die natürliche Scheidenfeuchtigkeit hängt bei Frauen ab vom Menstruationszyklus, von eingenommenen Medikamenten (Antihistamine etwa machen trocken) oder Alkohol, ob sie Raucherinnen sind sowie allerlei anderen Faktoren. Oder es kommt im Eifer des Gefechts zu einer kurzzeitigen Feuchte, die dann aber schnell wieder verfliegt, und Frau ist buchstäblich so trocken wie vorher. Also, um keine »brennende« Überraschung zu erleben, unbedingt ein Gleitmittel bereithalten (für Vorschläge siehe Tipp 247).

 **262** Auf die Fingernägel achten!

Krrrratz – das ist nicht gerade das, was Sie sich wünschen, wenn er Ihre Muschi streichelt. Sind seine Nägel zu lang oder zu rissig, schaden sie mehr, als dass sie nützen. Lassen Sie ihn den Selbsttest machen: Spürt er seine Nägel auf dem eigenen Zahnfleisch über den oberen Zähnen, ist es allerhöchste Zeit, sie zu schneiden.

Zeigen Sie ihm »Wie«

Ganz genau – masturbieren Sie vor Ihrem Liebsten. Er wird nicht nur den Anblick lieben, wenn Sie sich vor seinen Augen so ungezügelt hemmungslos gebärden, er wird sich auch eine ganze Menge dabei abschauen. Falls der bloße Gedanke daran Ihnen die Schamesröte ins Gesicht treibt, dann gibt es folgende Alternative: Führen Sie seine Hand an Ihre intimsten Stellen, legen Sie die Ihre obenauf und bewegen Sie sie dann so, wie es Ihnen gefällt.

 Gehen Sie auf erotische Erkundungsreise!

Selbst der noch so kundige Mann fühlt sich in intimen fraulichen Gefilden schnell etwas verloren – und auch die Frau kennt oft nicht all ihre erogenen Punkte, die es zu entdecken lohnt. Um Ihnen beiden eine kleine Hilfestellung zu geben, hier eine Art anatomischer Reiseführer:

Venushügel (Schamhügel): So bezeichnet man die leichte, mit Schamhaar bedeckte Erhebung oberhalb der weiblichen Schamlippen. Der Venushügel mag kaum der Rede wert erscheinen, hat aber eine wichtige polsternde Schutzfunktion beim Geschlechtsverkehr, wo er wie eine Art Stoßdämpfer wirkt. Manche Frauen erfahren bereits durch das bloße Massieren des Venushügels einen Orgasmus. Mehr dazu später.

Klitoris (Kitzler): Dieses kleine, noppenartige Organ ist die Perle zwischen den äußeren Schamlippen der Frau und zweifelsohne das weibliche Lustzentrum Nummer eins. Es besitzt über 8000 Nervenenden (doppelt so viele wie die männliche Eichel). Die Klitoris ist besonders berührungsempfindlich, bei manchen Frauen sogar so sehr, dass sie sich bei zu starker direkter Stimulierung unter ihre Vorhaut zurückzieht (siehe nächster Punkt).

Klitorisvorhaut: So bezeichnet man die Schleimhautfalte, welche die Klitoris umgibt und diesen hochempfindlichen Bereich zusätzlich schützt. Sie lässt sich jedoch leicht zurückschieben (wie ein Faltdach beim Auto), was sexuelle Reizungen verstärken kann.

Große (äußere) Schamlippen: Die großen Schamlippen sind zwei Hautfalten, welche die Vagina verdecken und schützen und im natürlichen Zustand mit Schamhaar bewachsen sind. Sie sind ebenfalls berührungsempfindlich, allerdings auch sehr robust.

Innere (kleine) Schamlippen: Diese weichen Hautlippen liegen zwischen den großen Schamlippen und sind derart empfindlich, dass sie im erregten Zustand stark anschwellen und die Farbe von rosa zu rot ändern.

G-Punkt: Dieser Punkt von etwa zwei Zentimetern Durchmesser liegt kurz vor der Vorderwand der Vagina, unmittelbar hinter dem Schambein. Seine Existenz ist seit seiner Entdeckung 1944 jedoch umstritten. Gibt es den G-Punkt wirklich? Kann er uns Frauen wirklich derart berauschende Orgasmen bescheren, bei denen es gar – hm – zu einer weiblichen Ejakulation kommt? Nun, das finden Sie am besten selbst heraus!

Dammregion: So bezeichnet man die Region zwischen Vagina und Anus, die – wie beim Mann – ebenfalls sehr erogen ist.

After (Anus): Für viele ist dieser Bereich sexuell tabu. Für Sie nicht? Dann haben wir ein paar Ideen.

Nackte Tatsachen!

Was macht Sie mehr an: Ihn oral zu befriedigen oder selbst oral befriedigt zu werden? Laut einer aktuellen Umfrage sagen 39 Prozent der befragten Frauen, dass sie lieber ihren Partner befriedigen; 61 Prozent sagen, dass sie lieber befriedigt werden.

Und los geht's ...

 **265** **»Rock around the Clock«**

Zum Einstimmen perfekt: Er zieht mit dem Zeigefinger
kleine Kreise um Ihre Klitoris, wobei er auf der 12-Uhr-,
3-Uhr-, 6-Uhr- und 9-Uhr-Stellung jeweils kurz inne-
hält. Kaum zu glauben, aber wahr: Den meisten Frauen
scheint die 2- bis 3-Uhr-Stellung am besten zu gefallen.

 266 Venushügel

Empfinden Sie es als zu viel auf einmal, wenn er Ihre Klitoris oder Vagina stimuliert? Dann probieren Sie es einmal
damit: Statt diesen empfindlichen Bereich direkt anzu-
steuern, legt er seine Hand zunächst auf Ihren Venushügel und beginnt, ihn langsam und kreisförmig zu streicheln. Das stimuliert die Klitoris indirekt, ohne sie zu
überreizen, und bringt Sie auf Touren.

 267 Finger am Abzug

Bei dieser Stimulationsform führt er nur den Zeigefinger
(oder auch den Mittelfinger) in Ihre Vagina ein, während
der Daumen abgespreizt außen vor bleibt – als würde
er mit den Hand eine Pistole andeuten. Auf diese Weise

trifft der Daumen bei jeder forschenden Bewegung auf Ihre Klitoris, und Sie sind in null Komma nichts »scharf geladen«.

 **Der heiße Draht zum Orgasmus!**

Achtung: Für diese Technik bedarf es viel Fingerspitzengefühl. Aber richtig gemacht, ist sie die Hotline in himmlische Sphären: Zunächst drückt er seine Hand leicht auf Ihren Venushügel und schiebt sie dann sanft nach oben. Dabei zieht er die Klitorisvorhaut mit, was die Klitoris und die Vaginalöffnung freilegt. Dann legt er Zeigefinger und Daumen an Ihre Klitoris, während er ganz leicht drückt und seine Finger kreisen lässt, als würde er die Wählscheibe an einem Telefon drehen – lassen Sie diesen heißen Draht nicht abreißen! Er kann Sie zum Orgasmus bringen.

 **Stepptanz**

Sind Sie kurz vor dem Orgasmus und wollen diesen lustvollen Schwebezustand noch eine Weile genießen? Kein Problem: Er muss nur mit den Fingern auf Ihre Klitorisvorhaut tippen oder leicht zu trommeln beginnen – im richtigen Tempo kann sich die Erregung in rauschhafte Ekstase steigern.

Lippenbekenntnisse

Die inneren Schamlippen erfahren kaum Streicheleinheiten. Aber das lässt sich ändern. Bitten Sie ihn, sie leicht zusammenzudrücken, sie etwas nach außen zu ziehen, so dass die Haut straff gespannt ist, und sie dann hin und her zu drehen. Das regt nicht nur den Blutfluss in Ihren unteren Regionen an, sondern stimuliert auch indirekt die Klitoris, da die inneren Schamlippen mit der Klitorisvorhaut zusammenhängen.

 Die G-Punkt-Stimulation

Kurz zur Erläuterung: Im Jahre 1944 »entdeckte« der deutsche Arzt Ernst Gräfenberg einen Punkt in der Vagina, der durch die richtige Stimulation angeblich zu geradezu gewaltigen Orgasmen und in der Folge gar zur weiblichen Ejakulation führen kann. Die Existenz des G-Punkts ist allerdings umstritten. Ob etwas daran ist oder nicht, finden Sie am besten für sich selbst heraus. Und das geht so: Er führt einen Finger in Ihre Vagina ein und tastet wenige Zentimeter vom Scheideneingang entfernt an der Vorderwand nach einer rauen, gerippten Stelle von der Größe eines 10-Cent-Stücks. Beginnt er nun, daran zu kraulen (die Zeigefinger-Bewegung sollte in etwa der »Komm her«-Geste ähneln), kann es gut sein, dass Sie prompt einen Harndrang spüren. Den verkneifen Sie sich aber möglichst, denn kurz darauf werden Sie in lustvoller Erregung schwelgen. Und sollte sich Ihr Orgasmus in einer buchstäblichen Dusche entladen – keine Bange, es handelt sich bei diesem milchigen Erguss nicht um Pipi, sondern um ein Sekret aus der weiblichen Geschlechtsdrüse, der sogenannten *Paraurethraldrüse* oder *Prostata feminina*. Die meisten Männer finden das richtig geil, sofern sie darüber aufgeklärt und vorgewarnt sind (sollte er dennoch überrascht sein, weisen Sie ihn dezent darauf hin, wie viele Male *er* schon die Bettlaken besudelt hat).

272 Gib mir ein »C«

Wie der Name sagt – er formt die Hand zu einem »C«, indem er den Daumen in Ihre Vagina einführt, während er die restlichen Finger um Ihre Klitoris legt. Dann wiegt er die Hand hin und her, was G-Punkt und Klitoris (auch C-Punkt genannt) auf einmal stimuliert.

> ### *Nackte Tatsachen!*
> Laut einer aktuellen Umfrage behaupten 68 Prozent aller Frauen, ihren G-Punkt gefunden zu haben.

Auf dem Damm – buchstäblich

Dabei streckt er die Hand in Richtung Vagina, führt den Zeigefinger ein, drückt leicht nach unten, während der Daumen sanft auf Ihren Damm drückt, also auf den Bereich gleich unterhalb der Vagina. Auf diese Weise wird der Damm praktisch von zwei Seiten stimuliert, von innen *und* von außen – ein erregendes Gefühl!

 Von hinten

An dieser Stelle blättern viele von Ihnen bestimmt ganz schnell weiter. Mag sein, dass diese Art der Sexualpraktik sowieso nie ein Thema für Sie war oder Sie in der Vergangenheit unangenehme Erfahrungen damit gemacht haben – wie dem auch sei, schieben Sie Ihre Bedenken einmal kurz beiseite, und lassen Sie uns ausreden. Richtig gemacht – auch wenn wir uns wiederholen –, kann auch der Analverkehr sehr erregend sein. Im Gegensatz zu den Männern haben wir Frauen keine hochempfindliche Prostatadrüse, die sich so ohne weiteres stimulieren ließe. Aber sämtliche natürlichen Körperöffnungen sind überzogen mit Nervenenden und lohnen die sexuelle Aufmerksamkeit allemal. Neugierig? Dann nur zu, probieren Sie es aus, aber achten Sie darauf, ein paar Vorsichtsmaßnahmen einzuhalten: Erstens: Gleitcreme benutzen. Zweitens: Behutsam vorgehen. Drittens: Was in Ihrem

After steckte, sollte nicht unmittelbar danach in Ihre Vagina eingeführt werden (Infektionsgefahr!). Um diese Gefahr zu vermeiden, sollte er sich vor dem Liebesspiel die Hände waschen und eine Hand ausschließlich für den »Hintereingang« benutzen, die andere ausschließlich für den »Vordereingang«. Oder er streift sich Latexhandschuhe oder Kondome über die Finger, die er wieder abnehmen kann, sollte er in andere anatomische Gefilde vordringen.

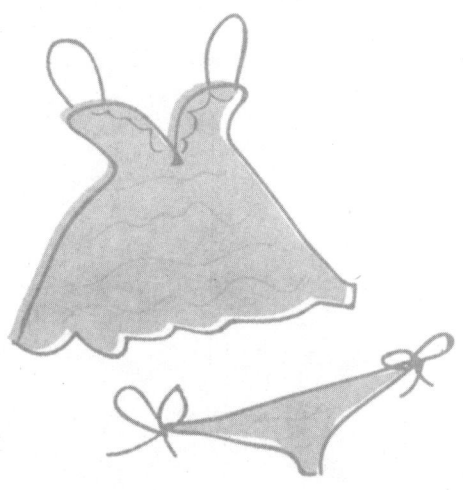

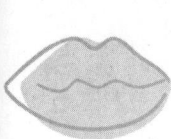
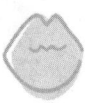

KAPITEL 15

Lustvolles Zungenspiel

Damit wir uns nicht falsch verstehen: Männer lieben Oralsex, egal wie. Wenn Sie sein bestes Stück mit dem Mund stimulieren, schwebt er im siebten Himmel — Punkt. Aus. Amen. Trotzdem können Sie all seine Erwartungen noch um Welten übertreffen und ihn in Sphären abheben lassen, die er sich nie hätte träumen lassen (was ja schon etwas heißen mag). Wir zeigen Ihnen, wie Sie Zunge, Lippen und, jawohl, auch Zähne auf nie geahnte Weise nutzen, bis er beinahe abhebt — und Sie auch.

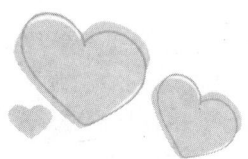

Zunächst aber ein paar Grundregeln ...

 **275** Halten Sie Blickkontakt!

Ob Sie es glauben oder nicht: Während Sie sich dort unten zu schaffen machen, kann er sich dort oben ein wenig einsam fühlen. Heben Sie also ab und zu den Blick und fixieren Sie ihn mit einem teuflischen Funkeln in den Augen – das wird ihm all seine Sinne rauben.

 276 Nehmen Sie die Hand zu Hilfe!

Machen wir uns nichts vor: Mit dem Mund können Sie nicht alles fassen (ein durchschnittlicher Penis misst zwölf bis vierzehn Zentimeter, ein durchschnittlicher Mund aber fasst nur fünf bis sechs Zentimeter – den Rest können Sie sich ausrechnen). Deshalb gehört zu einem lusterfüllten Oralsex auch immer etwas Handarbeit an dem vernachlässigten Teilstück. Gerne dürfen Sie die praktischen Tipps in diesem Kapitel mit denen in Kapitel elf kombinieren. Oder formen Sie die Hände vor Ihren Lippen zu einem »O« und führen Sie dann eine Art Tandem-Bewegung aus. Damit erzeugen Sie die Illusion, Sie nähmen ihn in *voller* Länge in den Mund, während es in Wahrheit nur etwa drei Fünftel sind. Guter Trick, finden Sie nicht?

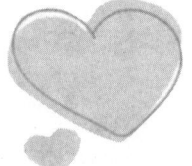

Erotisches Saugen – eine Wissenschaft für sich

Finden Sie es nicht auch etwas seltsam, dass man von »blasen« spricht, obwohl man eigentlich genau das Gegenteil macht, nämlich »saugen«? Für alle, die nicht so richtig wissen, wie es geht, hier die Kurzbeschreibung: Legen Sie den Zungenrücken an den Gaumen und schieben Sie ihn dann ein Stück nach hinten, so dass ein Unterdruck entsteht. Dann fangen Sie an zu saugen. Aber denken Sie daran: Der Mund kann nur die ersten fünf bis sechs Zentimeter fassen. Sobald wir versuchen, mehr »einzusaugen«, senkt sich die Zunge, und der Effekt ist dahin. Aber das ist kein Grund zur Sorge – viele Männer finden zu viel des Guten eher abtörnend. Um Ihnen ein Gefühl dafür zu geben, wie mehr oder weniger stark er es am liebsten hat, lassen Sie ihn beispielsweise an Ihren Fingern saugen.

 Sorgen Sie für schmackhaften Genuss!

Zugegeben, es gibt so einige Gründe, die einem den Oralsex verleiden können. Aber halt, stecken Sie deshalb nicht gleich den Kopf in den Sand, denn mit ein paar Tricks und Kniffen lassen sich diese eher »unappetitlichen« Seiten gut umgehen. Fallen Sie zum Beispiel über ihn her, *sowie* er aus der Dusche kommt. Bitten Sie ihn, sein Schamhaar zu stutzen, oder übernehmen Sie das für ihn. Oder scheuen Sie beim Oralsex den Würgereflex? Dann achten Sie darauf, dass *Sie* Tempo und Intensität der Bewegung kontrollieren, nicht *er*. Und wenn Sie nicht darauf stehen, seinen Saft zu schlucken, dann kann er beispielsweise über Ihrer Brust abspritzen. Das bietet ihm einen ergötzlichen Anblick und erspart Ihnen verklebte Haare.

Nackte Tatsachen!

Der Verzehr von Melonen, Kiwi, Ananas, Erdbeeren oder sogar Sellerie gibt dem männlichen Samen einen süßeren Geschmack; Alkohol und Zigaretten machen ihn eher bitter. Und falls Sie Sorge haben, der geschluckte Samen könne dick machen, beruhigen Sie sich — im Schnitt hat eine Ejakulation nur sechs Kalorien.

UND JETZT: LASSEN SIE ES KRACHEN ...

 Zärtlicher Zungenschlag

Bestimmt haben Sie bereits jede Menge Erfahrung damit, wie raffiniert Sie Ihre Zunge beim oralen Liebesspiel einsetzen können. Aber es gibt eine Praktik, die Sie wahrscheinlich noch nicht in Erwägung gezogen haben: Probieren Sie es einmal mit dem Zungenrücken. Das wei-

che, glatte Gewebe wird seinem Vorhautbändchen besonders schmeicheln, denn dieser Bereich ist für viele Männer das A(h) und O(h) der Lust (siehe Tipp 250). Und so
geht es: Umfassen Sie seinen Penis am unteren Ende und
halten Sie ihn stabil, indem Sie Ihr Kinn an die Unterseite
des Schafts drücken. Schieben Sie nun den Zungenrücken
über seine Eichel, und züngeln Sie hin und her (wie ein
Scheibenwischer). Die kitzelnden Zungenschläge reizen
die Eichel und lassen nicht lange auf eine Wirkung warten.

 (H)Eis(s) am Stiel

Stellen Sie sich bildlich vor, wie Sie ein Eis schlecken.
Und genau so verfahren Sie bei der folgenden Praktik:
Machen Sie Ihre Zunge so flach es geht (um möglichst
viele Punkte zu berühren), und lecken Sie dann langsam
an seinem Freudenstab entlang, von unten nach oben.
Nehmen Sie sich Zeit und lassen Sie keine Stelle aus —
eine aufgeilende Bewegung, die nicht nur scharf aussieht,
sondern (ihn) auch scharf macht.

 Auf den Rhythmus kommt es an

Beim Oralsex spielen Rhythmus und Tempo eine wichtige Rolle. Zeigen Sie ihm, dass Sie diesbezüglich völlig
im Takt sind: Anstatt sich immer gleich schnell zu bewe-

gen, fahren Sie mit dem Mund zunächst fünfmal langsam auf und nieder. Dann gehen Sie über in vier langsame und eine schnelle Bewegung, auf die drei langsame
und zwei schnelle folgen usw. Sind Sie bei fünf schnellen Bewegungen angekommen, wechseln Sie wieder in
den Anfangstakt zu fünf langsamen Bewegungen und fangen das Spiel von vorne an. Dieser Wechseltakt sorgt für
Abwechslung und steigert die Vorfreude — zwei wichtige
Voraussetzungen für lusterfüllten Oralsex.

 Blasen Sie buchstäblich

Probieren Sie es aus: Spitzen Sie die Lippen und blasen
Sie. Stoßen oder hauchen Sie Ihren Atem auf die hoch-
erogene Eichel — das weckt sämtliche Nerven und lässt
ihn vor Wonne erschauern.

 Zähne seidig-zart

Zähne und Penis passen im Allgemeinen nicht gut zusammen. Aber die folgende Technik (und auch die nächste)
bildet da eine sehr sexy Ausnahme. Lecken Sie mit der
Zunge über Ihre Frontzähne, dann neigen Sie den Kopf
leicht zur Seite und drücken die Zahnreihe sanft an
den Penisschaft, während Sie langsam auf und ab fahren. Klingt komisch? Mag sein, aber solange Sie scharfe

Spitzen und Kanten fernhalten, wird er das völlig neuartige Gefühl dieser ungewohnt glatten Oberfläche auf
der Haut genießen. Und ob Sie es glauben oder nicht – er
wird es als angenehm weich empfinden.

 Knabberspaß

Knabbern Sie sich seitlich am Schaft entlang nach oben
(ein bisschen so, als würden Sie an einem Maiskolben
knabbern). Nehmen Sie dabei die Haut sacht zwischen
Lippen oder Zähne, und ziehen Sie leicht daran. Ob Sie
es glauben oder nicht: Man kann die Haut hier ziepen
und zwicken, ohne dass es ihm weh tut. Richtig gemacht,
reizt es die Nervenenden – und hat etwas Wildes.

 Oralsex on the Rocks

Nehmen Sie einen Eiswürfel in den Mund, bevor Sie *ab-
tauchen*. Ein heißer Mund, aus dem küssende Eisblitze
zucken, wird ihm einen Schauer der Erregung durch die
Adern jagen.

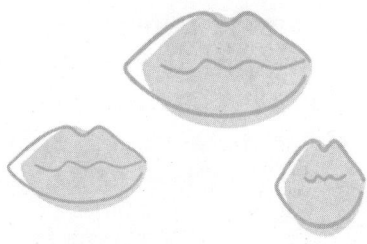

Der Pfefferminz-Trick

Pfefferminze im Mund soll angeblich einen besonders starken Stimulationseffekt auf den Penis haben. Aber stimmt das auch? Nun, die Wissenschaft scheint diese Behauptung zu stützen: Menthol erzeugt ein angenehmes Kribbeln im Mund und wirkt auf *alle* Schleimhäute, also auch auf die in der Nase und unterhalb der Gürtellinie. Probieren Sie es aus – oder gehen Sie gleich eine *verschärfte* Stufe weiter und nehmen einen Schluck Brause oder Sprudel zusammen mit einem Pfefferminz in den Mund – es wird geradezu vulkanartig zischen und schäumen, was er garantiert genießen wird. (Und nein – es ist nicht gefährlich!)

 Oralsex 69

Sie liegen auf dem Rücken, während Ihr Kopf über Bett- oder Sofarand hängt. Er steht vor Ihnen, führt seinen Penis in Ihren Mund ein und fängt an, ihn zu bewegen, während Sie unbewegt liegen bleiben. Abgesehen davon, dass es ihm gefallen wird, die Bewegungen zu kontrollieren, eröffnen Sie ihm durch die Rückenlage einen geraden Weg vom Mund in den Rachen, wodurch er tiefer als sonst eindringen kann. Aber keine Bange, wir sprechen hier nicht von *Deepthroating*, einer Variante, bei der der Penis gänzlich in den Rachen aufgenommen wird und leicht einen Würgereflex verursacht. Doch falls Sie genau das befürchten, sprechen Sie offen und sagen Sie ihm, er möge behutsam vorgehen. Sie können ihm auch eine Hand auf Gesäß oder Becken legen und ihn so ein wenig lenken.

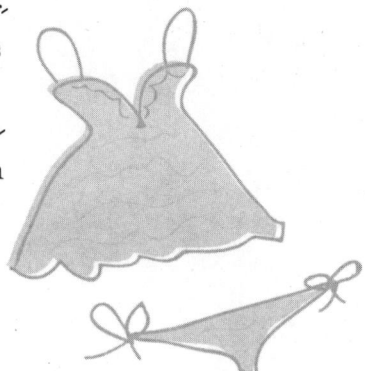

 **288** Das »große W«

Bislang haben wir uns vornehmlich mit dem Hauptteil seines Glieds befasst, dem Schaft oder Freudenstab. Kommen wir nun zu einer eher vernachlässigten Nachbarregion – dem Hodensack. Vielleicht meiden Sie seine Hoden, weil Sie sie für schmerzempfindlich halten oder schlicht nichts mit ihnen anzufangen wissen. Doch das wird sich mit dieser einfachen Technik ändern: Streicheln Sie seine Hoden mit der Zunge, beginnend an der oberen, linken Ecke. Fahren Sie seitlich entlang bis ganz nach unten, wo Sie eine Kehrtwendung machen und zwischen den Hoden an der Mittelfuge entlang wieder nach oben lecken. Von dort aus nehmen Sie den gleichen Weg wieder zurück bis nach unten und fahren dann um den rechten Hoden herum wieder nach oben. So haben Sie mit Ihrer Zunge ein großes W gezeichnet – und das heißt für ihn nur eines: *Wahnsinn*!

Süßes Sex-Geheimnis

»Obwohl ich es liebe, wenn er mich mit dem Mund befriedigt, macht es mich umgekehrt viel mehr an. Ich liebe den Ausdruck auf seinem Gesicht – diesen unendlich entrückten – und die Geräusche, die er dabei von sich gibt.«

Jillian, 24

KAPITEL 16

Orales Liebesglück

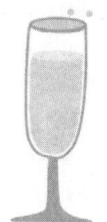
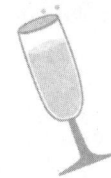

Für die meisten Frauen ist Oralsex wie eine Freikarte ins Wellnesscenter — eine Gelegenheit, sich zu erholen, zu entspannen und sich verwöhnen zu lassen. Und die meisten Männer sind ganz erpicht darauf, ihre Partnerin zu verwöhnen und sie zu beglücken. Und damit das auch klappt, können ein paar Tipps nicht schaden. Egal, ob seine Fähigkeiten in Sachen Oralsex ein wenig Nachhilfe brauchen oder bereits grandios sind — die folgenden Tipps werden ihn zu Ideen inspirieren, die Sie garantiert verzücken werden!

ZUNÄCHST ABER EIN PAAR GRUNDREGELN ...

 **Pause für die Zunge**

Wird seine Zunge müde, bevor Sie auf Wolke sieben entschweben? Das passiert nicht, wenn er die Zunge still hält und stattdessen den ganzen Kopf bewegt, entweder nickend (wie beim Ja-Sagen) oder schüttelnd (wie beim Nein-Sagen). So hat die Zunge etwas Pause, ohne dass das Liebesspiel unterbrochen ist. Oder er nimmt seine Hände zu Hilfe (siehe, Kapitel 12), um Ihre Lust so lange zu steigern, bis Sie kommen.

 **Der Urwald zwischen den Beinen**

Um Ihre intimen Gefilde für potentielle Besucher möglichst attraktiv zu halten, empfiehlt es sich, das Schamhaar ab und an zu schneiden oder zu rasieren. Oder Sie vereinbaren einen Termin in einem Kosmetiksalon und lassen es mit Wachs entfernen. Das erspart ihm nicht nur störende Haare im Mund, sondern macht die heißen Punkte unterhalb der Gürtellinie viel leichter zugänglich (siehe hierzu Tipp 264).

Süßes Sex-Geheimnis

»Wenn ich meinen Mann oral befriedige, ist das toll. Aber wenn er mich befriedigt, dann – nun, wie soll ich sagen – dann ist das einfach sehr, sehr, sehr schön!«

Rachel, 22

(291) Öfter mal die Stellung wechseln

Wenn eine Frau oral befriedigt wird, liegt sie für gewöhnlich mit gespreizten Beinen auf dem Rücken. Warum eigentlich? Da Oralsex besonders intensive Lustmomente beschert, lohnt es allemal, auch andere Stellungen auszuprobieren – etwa mit eng aneinandergeschobenen, angewinkelten oder angezogenen Beinen. Oder lassen Sie die Beine einfach über die Bettkante hängen. Da diese Stellungen den Winkel ändern, mit dem sein Mund auf Ihre Genitalien trifft, können die gleichen Zungenschläge völlig andere Lustempfindungen bewirken. Aber Sie müssen beim Oralverkehr nicht unbedingt liegen. Machen Sie es umgekehrt: Er liegt, während Sie spreizbeinig auf ihm sitzen. So haben Sie etwas mehr Kontrolle und können Ihren Körper je nach Lustgefühl heben oder senken.

292 »Becken«-Sprache

Das richtige Maß an Stimulation herauszufinden, über-
fordert die meisten Männer. Das führt dann meist dazu,
dass Sie es entweder übertreiben (Autsch!) oder viel zu
zaghaft an die Sache rangehen. Damit er eine Chance hat,
die goldene Mitte zu finden, sollte er diesen Tipp beherzigen und auf Ihre Hüften achten: Weichen die vor seinem Mund zurück, oder drehen sich Ihre Beine nach innen, dann bedeutet das, dass Sie überstimuliert sind und
er gut daran täte, ein wenig zurückzuschrauben. Falls
sich Ihr Becken aber biegt und sich seinem Mund lustvoll entgegenreckt oder Sie die Beine immer weiter öffnen, dann bedeutet das, das Sie nach mehr gieren! Sobald
er diese »Becken«-Sprache begriffen hat und sich danach
richtet, wird sich plötzlich alles, was er macht, goldrichtig anfühlen!

Und los geht's ...

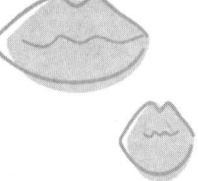

293 Lutschen

Für diese Technik formt er seine Zunge so breit und
flach wie möglich und leckt dann vom Damm ausgehend
(unterhalb der Vagina) langsam und genüsslich hinauf bis
an die Klitoris. Das steigert nicht nur die Lust, sondern
verschafft ihm auch die Möglichkeit, sich all Ihren hei-

ßen erogenen Zonen besonders ausgiebig zu widmen. Die sollte er leicht erkennen, denn Sie werden besonders aufstöhnen, sobald er sie bezüngelt.

 »Piano-Pedal«

Wie wohl jede Frau aus Erfahrung weiß, gleicht die Klitoris einem erogenen Minenfeld. Und das ist erst recht ein Grund, sie mit dieser zartfühligen Technik zu verwöhnen: Die Unterseite seiner Zunge berührt Ihre Klitoris und streicht sanft hin und her – ein weiches, außergewöhnliches Gefühl im Gegensatz zur gewohnten rauen Oberseite seiner Zunge, aber durchaus luststeigernd. Gut möglich, dass Sie bald nach etwas heftigerer Oralakrobatik verlangen.

 Glücks-Buchstaben

Um dem oralen Liebesspiel zusätzlich Pep zu verleihen, kommen viele Männer auf die Idee, mit der Zunge das ganze Alphabet auf die Klitoris zu malen. Schön und gut. Aber oft ist das vergebliche Liebesmüh, denn viele Buchstaben bewirken rein gar nichts, zumal meist die Buchstaben zu kurz kommen, auf die Sie wirklich reagieren. Warum also nicht gleich ein paar Lieblingsbuchstaben ausfindig machen, um genau diese immer wieder einzusetzen? Bei vielen Frauen wirkt ein großes F wahre Wunder (wenn die Zunge auf der Klitoris erst eine lange Linie von unten nach oben fährt und dann zweimal seitwärts schlägt). Aber vielleicht stehen Sie ja auch mehr auf ein »O«, das die Klitoris von allen Seiten umspielt. Finden Sie es heraus, und seien Sie gewiss: Dieses Schreibprojekt wird er gerne mitmachen!

> ## SO TICKT DER MANN!
> »Wenn ich sie oral befriedige, schreibe ich manchmal mit der Zunge das Abc und frage mich dann, bei welchem Buchstaben ich wohl gerade war, als sie zum Orgasmus gekommen ist.«
>
> Doug, 37

296 Elvis-like

Auch wenn er den King nie erlebt hat, dürfte es Ihrem Partner nicht sonderlich schwerfallen, diese Elvis-Mimik zu imitieren. Kurzum: Er muss die Lippen lediglich so hochziehen, als wolle er die typische, von Elvis (und Billy Idol) bekannte Miene machen, um sein oberes Zahnfleisch dann sacht gegen Ihre Klitoris zu drücken und den Kopf langsam vor und zurück zu bewegen. Diese Technik – und dafür verbürgen wir uns – wird Sie derart elektrisieren, dass Sie, Elvis sei Dank, nach Zugabe schreien werden.

297 Saugnapf

Das Saugen gilt normalerweise als Technik, bei der die Frau mit Lippen und Zunge den Penis des Mannes stimuliert. Aber drehen Sie den Spieß doch einmal um: Er legt die Lippen um Ihren Kitzler und beginnt sanft daran zu saugen. Das regt die Durchblutung an und macht Ihre Klitoris noch viel empfindsamer. (Und wieso sollte diese Technik nicht auch auf dem weiblichen Verwöhnprogramm stehen?)

298 Pointillistische Liebeskunst

Wissen Sie noch, was Sie in der Schule über Pointillismus gelernt haben? Nein? Pointillismus ist ein Malstil, bei dem ungemischte Farben punktförmig nebeneinandergesetzt werden. Und genau nach diesem Prinzip kann Ihr Partner beim oralen Sexspiel verfahren, um ein Meisterwerk der Lust zu kreieren. Anstatt mit der Zunge über die »Leinwand zu pinseln«, überzieht er sie mit punktgenauen Zungentupfern – eine neckische Berührung, die besonders effektiv ist, wenn Sie kurz vor dem Orgasmus stehen und sich noch nicht ganz fallen lassen wollen.

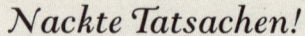

> ## *Nackte Tatsachen!*
> Laut einer aktuellen Umfrage gibt die Mehrheit der befragten Männer an (55 Prozent), es mache mehr Spaß, den Partner oral zu befriedigen, als selbst oral befriedigt zu werden. Das Gleiche sagen dagegen nur 39 Prozent der befragten Frauen. Scheint, als sei die Männerwelt da großzügiger als unsereiner.

(299) Zungen-Lippen-Kombi

Angesichts der diversen anderen Möglichkeiten, die einem Mann zur Verfügung stehen, mag die orale Befriedigung mit der Zunge wie Zeitverschwendung erscheinen. Trotzdem – vergessen Sie nicht, dass die Vagina sehr reizempfindlich ist und das »Züngeln« daher sehr erregend sein kann. Erleben Sie es selbst. Oder fordern Sie ihn doch einmal auf, an den inneren Schamlippen zu saugen, während er gleichzeitig mit der Zunge in die Vagina eindringt – ein schier unglaubliches Gefühl, wie manche Frauen behaupten.

Die Heiß-kalt-Kombi

Für diese Technik braucht es Hilfsmittel — etwas Kaltes (eiskaltes Wasser etwa) und etwas Heißes (Kaffee oder Tee). Dann nimmt er einen Schluck von der heißen (oder kalten) Flüssigkeit und führt seine heißen (oder kalten) Lippen direkt auf Ihre Vagina. Das befeu-ert auf der Stelle alle dortigen Nerven und stimuliert Sie auf ganze neue Weise. Und dann kühlt er Sie ab: Der rasche Wechsel von einem Tempera-turextrem zum anderen verstärkt den Effekt zusätzlich.

 »Mit Pfefferminz ist er mein Prinz«

Da Pfefferminze im Mund bekanntlich einen beson-ders starken Erektionseffekt auf den Penis hat (siehe Tipp 286), hat schon manch eine Frau ihren Liebsten mit einem Minzbonbon im Mund verwöhnt. Weniger bekannt ist allerdings, dass das kribbelnde Gefühl, das diese Minzbonbons erzeugen, um einiges »schärfer« auch bei uns Frauen wirkt. Das liegt daran, dass Menthol die empfindlichen Schleimhäute der weiblichen Genitalien sehr viel leichter durchdringt. Probieren Sie es aus!

302 Der Singvogel

Ermuntern Sie ihn doch einmal, ein kleines Liedchen zu summen, während er Sie oral befriedigt – »Happy Birthday«, »It Had to Be You« oder »I Will Survive«, ganz egal. Das mag im ersten Moment seltsam anmuten, aber nur, bis die ersten Takte ihre Wirkung entfaltet haben. Denn das Schwingen der Stimmbänder erzeugt ein leichtes Schwingen seiner Lippen, die dadurch zum Vibrator werden. Doch sollte er sich zu einer solchen Sangesdarbietung partout nicht hinreißen können, tut es auch ein langes, lustvoll ausgestoßenes Stöhnen. Das erfüllt den gleichen Zweck!

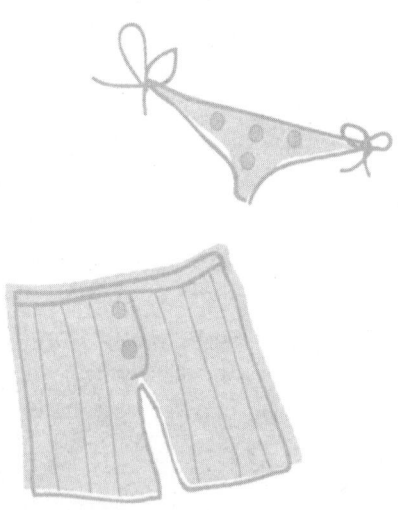

KAPITEL 17

22 prickelnde Stellungen

Wenn Paare darüber nachdenken, welche neuen Stellungen sie ausprobieren könnten, macht sich oft Unsicherheit breit. Was geht? Was nicht? Wozu sich überhaupt verbiegen und verrenken, wenn es eher Schmerzen als Vergnügen bereitet, nur um sich brezelartig ineinander zu verschlingen? Keine Sorge, alles halb so wild. Zumeist genügt es, wenn Sie Ihre Lieblingsstellungen ein klein wenig abwandeln – und schon geht die Post ab! Glauben Sie nicht? Dann testen Sie die folgenden Varianten und suchen sich die aus, die Sie am verlockendsten finden. Und für alle Wagemutigen unter Ihnen haben wir etliche anspruchsvollere Stellungen eingestreut, für die sich ein paar Dehnübungen im Vorfeld empfehlen. In diesem Sinne: Hals- und Beinbruch!

Die Missionarsstellung ...
... und ihre raffinierten Varianten

 **Die Brücke – Stellung 1**

Dabei heben Sie das Becken vom Bett, während Sie mit den Fußsohlen die Balance halten, oder Sie schlingen beide Beine um die Taille Ihres Partners. Das gekippte Becken verändert die Beinhaltung. Damit liegen Ihre sensibelsten Punkte (wie etwa Ihre Klitoris) sehr viel freier als bei der klassischen Missionarsstellung.

 **Die Brücke – Stellung 2**

Schieben Sie sich ein Kissen unter das Gesäß – ansonsten verhält sich alles wie unter Tipp 303, nur dass es für beide weniger anstrengend ist.

 **Die goldene Brücke – oder: Lokomotive**

Dabei legen Sie die Beine jeweils auf eine Schulter Ihres Partners (keine Sorge, das geht leichter, als es klingt). Oder Sie beugen die Knie und stemmen die Füße flach gegen seine Brust. Das Stoßen macht ihm in dieser Stellung keinerlei Mühe – ein echter Hammer!

Spurverengung

Hat er den Penis in Ihre Vagina eingeführt, schließen Sie die Beine etwas enger aneinander, während er spreizbeinig auf Ihnen liegt. Damit verengen Sie den Scheideneingang, und der Penis fühlt sich größer an. Durch die größere Reibefläche wird nicht nur Ihre Klitoris verstärkt stimuliert, sondern auch seine Eichel – für beide ein intensives Erlebnis!

 Der einbeinige Storch

Legen Sie ein Bein über die Schulter Ihres Partners. Das andere Bein lassen Sie ausgestreckt liegen. Diese Stellung hat gleich zwei Vorteile: Der Partner kann ohne Mühe stoßen, während noch genügend Platz für anderweitige Stimulationen zwischen den Beinen bleibt (beispielsweise durch Reiben der Klitoris).

 **Die Schaukel**

Viele Frauen kommen in der Missionarsstellung nicht zum Orgasmus, da ihre Klitoris nicht ausreichend stimuliert wird. Doch es gibt eine spezielle Technik, die Abhilfe schaffen kann: Ihr Partner befindet sich ein paar Zentimeter hoch über Ihrem Becken, macht aber keine

Stoßbewegungen, sondern massiert durch sanfte Schaukelbewegungen Ihren Kitzler. Dabei hält er mit seinem Schambein engen Körperkontakt, was einen direkten und ununterbrochenen Druck auf Ihren Kitzler ausübt. Dass die Schaukelbewegungen die Klitoris zusätzlich stimulieren, ist wissenschaftlich bewiesen. (Übrigens: Diese Technik geht auf den Sexualforscher Edward Eichel zurück und wird kurz *CAT* für *Coital Alignment Technique* genannt; deutsch: *koitale Ausrichtungstechnik*).

Was Männer anmacht!

»Karla hat einen Kissen-Tick. In unserem Bett liegen rund ein Dutzend Kissen herum. Die benutzt sie, um sich in die richtige Stellung zu bringen, wenn wir miteinander schlafen. Oder sie klemmt mir zur Stütze welche hinter den Rücken, wenn sie mich oral befriedigt. Auf diese Weise habe ich den totalen Überblick und kann ihr bei allem zusehen, was sie macht. Wahnsinn!«

Bruce, 40

DIE REITERSTELLUNG ...
... UND IHRE RAFFINIERTEN VARIANTEN

 Der goldene Bogen

Alle Positionen, bei denen sie oben ist, bezeichnet man als Reiterstellung. Für den »goldenen Bogen« knien Sie sich mit gespreizten Beinen über ihn, so dass Ihre Beine an seinen Schenkeln reiben, und biegen den Rücken fast aufrecht. Dadurch erzeugen Sie einen maximalen Druck auf den Klitorisbereich und können in null Komma nichts zum Orgasmus kommen.

 **Die sumerische Hocke**

Wie aus Expertenkreisen verlautet, war dies die bevorzugte Sexstellung der alten sumerischen Göttin Inanna. Und das wohl nicht von ungefähr. Bei dieser Stellung stehen Sie zunächst über Ihrem Partner, gehen dann in die Hocke und lassen sich langsam auf den Penis Ihres Partners nieder. Dann winkeln Sie, immer noch die Fußsolen auf dem Boden, die Beine leicht an, um sich auf und ab zu bewegen. So haben Sie nicht nur eine grandiose Aussicht auf das Geschehen in den unteren Regionen, sondern die erhabene, dominante Position gibt Ihnen den Anschein einer echten Göttin.

Die abgewandte Reiterposition

Sie sitzen mit dem Rücken abgewandt auf ihm, so dass Sie auf seine Füße blicken. Halten Sie den Oberkörper aufrecht (oder lehnen sich gegen seine Brust) und bewegen Sie sich auf und ab. Diese Art »Sex von hinten« eröffnet ihm eine ganz neue Perspektive – und der ungewohnte Winkel, mit dem sein Penis in Sie stößt, kann zu gänzlich neuen Lustempfindungen führen.

VON HINTEN ... ... UND RAFFINIERTE VARIANTEN

 **Der geduckte Tiger**

Auf allen vieren zu stehen, während er Sie von hinten nimmt, ist ein tierisch lustvolles Vergnügen, das Sie noch steigern können, wenn Sie sich ein wenig ducken, so dass Ihre Brust sich etwas senkt. Der Winkel, der dadurch entsteht, verlängert und verengt die Vagina, was für eine zusätzliche Stimulation sorgt.

 **Der stehende Tiger**

Positionieren Sie sich so, dass er mit aufgerichtetem Oberkörper hinter Ihnen eher steht als kniet. Sie können auch beide stehen, während Sie sich nach vorne hin abstützen. Da der Penis in dieser Stellung mehr die vordere Scheidenwand trifft, wird das Stoßen als äußerst hart, schnell und extrem befriedigend empfunden.

(314) Der schlafende Tiger

In dieser Stellung liegen Sie auf dem Bauch, er auf Ihnen. Variieren Sie dabei die Beinstellung, und probieren Sie alle möglichen lustvollen Varianten: Verschränken Sie die Beine scherenartig; dabei liegt jeweils ein Bein zwischen den Oberschenkeln des Partners. Oder Sie legen beide Beine nebeneinander zwischen die des Partners.

VON DER SEITE ...
... UND RAFFINIERTE VARIANTEN

(315) Löffelchenstellung spezial

In der Löffelchenstellung schmiegen Sie sich mit dem Rücken an die Bauchseite Ihres Partners. Heben Sie dann das obere Bein an, oder legen Sie es über seines. Das ermöglicht ihm ein noch tieferes Eindringen in die Vagina. Zudem können Sie beide mit der Hand Ihre Klitoris zusätzlich reizen.

316 Die X-Stellung

Dabei formen Ihre beiden Körper ein X: Sie liegen auf dem Rücken, er auf der Seite, während Sie beide Beine über seine Hüften schlagen. So haben Sie sehr viel Beinfreiheit, können die Beine zusammenhalten, sie anwinkeln oder spreizen. Zudem bleibt jede Menge Platz, um Ihre Klitoris zu reiben und dabei die Beine je nach Lust zu öffnen oder zu schließen.

Von Frau zu Frau

»Von der Seite ist es sehr entspannend, da wir beide uns kaum anstrengen müssen. Außerdem kann er sich so sehr gut meinen Brüsten und anderen erogenen Zonen widmen.« Dina, 30

Nackte Tatsachen!

Welche Sexstellung ist unter Männern am beliebtesten? – Eine aktuelle Umfrage kommt zu folgendem Ergebnis:

38 Prozent sagen von hinten

36 Prozent genießen die Reiterstellung

20 Prozent bevorzugen die Missionarsstellung

6 Prozent sagen von der Seite

317 Der küssende Goldfisch

Um Sex von der Seite zu haben, muss man sich nicht unbedingt in die Löffelchenstellung begeben. Es funktioniert auch, wenn man einander zugewandt ist – einfach ein Bein anheben, sodass er sich dazwischenschieben kann. Die Bewegungen werden eher reibend und weniger stoßend sein. Aber auch das ist mitunter überaus erregend, vor allem weil er mit jeder Bewegung aus der Hüfte Ihre Klitoris von vorne und in der Mitte trifft. Und für alle Romantiker unter Ihnen: Man kann sich dabei küssen und tief in die Augen schauen.

LUST AUF NOCH MEHR VARIANTEN? DANN PROBIEREN SIE DIE FOLGENDEN …

318 Mit dem Rücken zur Wand

Dabei hebt Ihr Partner Sie hoch und drückt Sie mit dem Rücken gegen die Wand. Oder Sie lehnen sich einfach dagegen und heben ein Bein, sodass er mit leicht gebeugten Knien eindringen kann. So oder so – diese Stellung hat etwas von einer aufregenden schnellen Nummer, nur ohne gewagten Balanceakt. Selbst wenn er Sie hält, muss er nicht Ihr ganzes Gewicht stemmen.

319 Die Himmelstreppe

Treppen eignen sich hervorragend für aufregende Sexstellungen. Warum? Darum: Sie müssen nichts weiter tun, als ein Bein über das Geländer zu heben – und schon genießen Sie lustvollen Spaß im Stehen. Probieren Sie es aus. Auf dem Weg ins Schlafzimmer vielleicht, wobei Sie es bis dorthin kaum mehr schaffen dürften.

320 Die Schubkarre

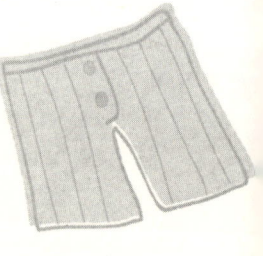

Nichts für schwache Knochen. Doch wer es wagt, erlebt einen geilen Ritt: Sie knien im Vierfüßlerstand vor Ihrem Partner, der sich von hinten zwischen Ihre gespreizten Beine stellt und Sie kurz unterhalb der Hüften umfasst. Dann zieht er Ihre Beine wie die Griffe einer Schubkarre hoch, während Sie sich mit den Händen abstützen. Und los geht's – ein wahrhaft tierisches Vergnügen, dass die klassische Nummer von hinten locker beiseite-»schiebt«.

321 Yab-Yum

Nach der Tradition des tantrischen Buddhismus soll diese Stellung, in der sich auch die Götter vereinigen, zu spi-

ritueller Erleuchtung führen (oder zumindest zu rauschhaften Orgasmen). Dabei sitzt die Frau mit abgewinkel-
ten Beinen auf dem Schoß des Mannes. Diese Stellung
ermöglicht ein inniges Schaukeln und Wiegen, tiefe Blicke und enge Umarmungen.

 »Tischlein deck dich …«

Ob Schreibtisch, Küchentisch, Esstisch — ganz egal.
Legen Sie sich mit dem Rücken auf die Tischplatte und
schieben Sie Ihre Vagina an die Tischkante, während er
vor Ihnen stehend in Sie eindringt. Dabei können Sie die
Beine spreizen oder sie auf seine Schultern legen, um die
Stellung komfortabler zu machen. Oder er fasst Sie um
die Knöchel, um seine Stöße zu kontrollieren, während
er in Sie eindringt.

Nackte Tatsachen!

Welche Sexstellung ist unter Frauen am beliebtesten? — Eine aktuelle Umfrage kommt zu folgendem
Ergebnis:

37 Prozent sagen die Missionarsstellung

32 Prozent genießen die Reiterstellung

25 Prozent lieben es von hinten

6 Prozent sagen von der Seite

323 Der schiefe Turm von Pisa

Etwas derber könnte man diese Stellung auch als »Ramm-
bock« bezeichnen. Doch obwohl wir einen etwas gefäl-
ligeren Namen gewählt haben, ist diese Stellung nichts
für zarte Pflänzchen: Ihr Partner kniet vor Ihnen, zieht
Ihr Gesäß hoch, so dass Ihr Becken sich nach oben neigt
und Ihre Beine auf seinen Schultern liegen, während Sie
unter ihm praktisch einen halben Handstand machen.
Wundern Sie sich also nicht, wenn Sie hinterher Na-
ckenschmerzen haben. Doch bis dahin genießen Sie diesen wilden Rausch der Leidenschaft, der vor allem ihm
das Gefühl beschert, der »König der Welt« zu sein.

324 Der akrobatische Akt

Wenn Sie das schaffen – Glückwunsch! Legen Sie sich
auf den Rücken, die Hände an den unteren Rücken. Dann
heben Sie den unteren Teil des Oberkörpers an, so dass
er sich nach oben wölbt. Halten Sie diese Position und
spreizen Sie die Beine zu einem V, während er vor
Ihnen steht und das V mit beiden Beinen um-
grätscht. Dann erst dringt er in Sie ein. Das
ist zwar alles andere als bequem,
aber optisch ein irrsinniger Anblick – und eine Nummer zum
Angeben allemal!

Nackte Tatsachen!

Studien zufolge kommen erstaunliche 77 Prozent aller Frauen mit der *Coital Alignment Technique* (siehe Tipp 308) häufig oder immer zum Höhepunkt, 36 Prozent sogar gleichzeitig mit dem Partner.

KAPITEL 18

Ooooh! wie Orgasmus — alles, was Sie darüber wissen müssen

Der Orgasmus ist ein überwältigendes Gefühl — gar keine Frage. Dennoch ist es für die meisten Frauen wie ein Lotteriespiel, zu diesem oooh-so-lustvollen Höhepunkt überhaupt zu gelangen (oder eben nicht). Es scheint, als habe eine Fee ihren geheimnisvollen Zauber getrieben und die Orgasmus-Gaben ungleich verteilt: Während einige Frauen damit reich bedacht zu sein scheinen, müssen sich andere mit einem eher leidlichen Dasein begnügen und schlagen sich mehr schlecht als recht durch das sexuelle Lust-Erleben. Schlimmer noch: Es scheint gar, als ließe sich dieses Schicksal kaum ändern. Oooh — nein! Es gibt so einiges, das Sie dagegen tun können. Wollen Sie den Orgasmus intensiver erleben? Schneller kommen? Multiple Orgasmen haben? Oder gleichzeitig mit dem Partner auf dem Höhepunkt der Lust entschweben? Dann lesen Sie weiter!

325 Die Atmung

Muskeln brauchen Sauerstoff, um einwandfrei zu funktionieren, auch die Muskeln, die sich während des Orgasmus zusammenziehen (der Pubococcygeal-Muskel, um genau zu sein; siehe Tipp III). Doch anstatt tief zu atmen, tun viele Frauen kurz vor oder während des Orgasmus genau das Gegenteil – sie keuchen flach, hecheln oder halten gar den Atem an (ein Reflex, wenn man versucht, sich zu konzentrieren). Achten Sie darauf, nicht durch die Nase, sondern tief durch den Mund in den Bauch zu atmen – und spüren Sie den Fluss der gesteigerten sexuellen Energie, der Sie bis ans Ziel trägt!

Nackte Tatsachen!

Was genau passiert im Körper während eines Orgasmus? Der Pubococcygeal-Muskel (PC) kontrahiert in rhythmischer Folge im 0,8-Sekunden-Takt. Die Herzfrequenz erhöht sich auf 180 Schläge pro Minute. Dauert das Liebesspiel eine halbe Stunde, werden bis zu 300 Kalorien verbrannt. Bleibt der Höhepunkt aus, sind es nur etwa halb so viele.

Kegel-Übungen – gut trainiert zum Orgasmus

Was es mit den Kegel-Übungen auf sich hat, haben wir bereits in Tipp 111 erfahren. Sie trainieren den Becken-boden, was sich positiv auf das Orgasmuserleben aus-wirkt. Vielleicht haben Sie die Übungen ja beherzigt und zwischendurch oder unterwegs trainiert (im Stau oder beim Gassi-Gehen mit dem Hund). Nun aktivieren Sie die gleichen Muskeln auch während des Liebesspiels: anspan-nen beim Eindringen des Penis in der Vorwärtsbewegung, lösen in der Rückwärtsbewegung. Wenn man nun weiß, dass ein Orgasmus nichts anderes ist als eine Reihe rhyth-mischer Muskelkontraktionen, in denen sich die sexuelle Spannung entlädt, dann nutzen Sie das aus: Holen Sie die Energie aus dem Beckenboden und heben Sie ab!

 Machen Sie Druck!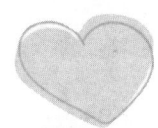

Hat Ihnen das Muskelspiel beim Liebesspiel gefallen? Dann probieren Sie die folgende Variante: Ziehen Sie die Beckenbodenmuskeln nicht an, sondern versuchen Sie, sie nach unten zu drücken. Das verschafft ein ganz neues Gefühl auf der sexuellen Richterskala, finden Sie nicht? Der Grund dafür ist, dass der G-Punkt dadurch dichter an die Scheidenöffnung drückt und sein Glied verstärkt daran reibt. Da sage noch einer, der G-Punkt sei schwer erreichbar!

Bringen Sie ihm das »Kegeln« bei!

Kommt er meist früher als Sie? Obwohl er sein Möglichstes tut, seinen Orgasmus hinauszuzögern? Nun, dann wird es Zeit, das zu ändern. Die Kegel-Übungen beispielsweise sind nicht nur etwas für Frauen. Auch er kann damit seine PC-Muskeln trainieren, sie bewusst anspannen und wieder lockern. Ermuntern Sie ihn zum täglichen Training. Damit er weiß, um welche Muskeln es geht, sagen Sie ihm, es handele sich um die, die den Urinstrahl unterbrechen – und auch andere Ergüsse! –, wenn man sie anspannt. Dem Sex-Marathon steht damit nichts mehr im Wege.

 Legen Sie Hand an

Ganz genau. Masturbieren Sie! Und zwar regelmäßig. Das macht Spaß und verbessert die Orgasmusfähigkeit beim gemeinsamen Liebesspiel. Wieso? Nun, wie sagt man so schön: Übung macht den Meister. Wenn Sie selbst nicht wissen, wie Sie Ihre Saiten zum Schwingen bringen, wie soll er es dann herausfinden? Außerdem fördern häufige Orgasmen die Vaskularität (die Bildung von neuen Blutgefäßen in den unteren Regionen), wodurch sich das Blut in diesem erogenen Bereich schneller verteilen kann. Also: Die Gewohnheit macht's!

Nackte Tatsachen!

Bei Männern dauert der Orgasmus bis zu acht Sekunden, bei Frauen dagegen kann er bis zu zwanzig Sekunden anhalten. (Da wird mancher Mann neidisch werden.)

330 Mit Handarbeit zum Orgasmus

Haben Sie den letzten Tipp beherzigt und bereits erregende lustvolle Selbsterfahrungen gemacht? Dann spricht nichts dagegen, diese auch während des Verkehrs mit Ihrem Partner lustvoll einzusetzen. Es gibt allerlei Stellungen, bei denen genügend Platz bleibt, sich selbst zusätzlich manuell zu stimulieren – in der Löffelchenstellung beispielsweise oder beim Sex von hinten. Oder bitten Sie Ihren Partner, Ihnen diesen extra Kick zu verschaffen. Er wird dieser Bitte freudig nachkommen.

331 Bauen Sie sich eine »goldene Brücke«!

Wer Schwierigkeiten hat, während des Verkehrs zum Orgasmus zu gelangen, sollte es mit der »Brücken«-Technik probieren (siehe Tipps 303 bis 305). Greifen Sie dabei zunächst auf Praktiken zurück, von denen Sie wissen, dass sie funktionieren, die Sie aber im entscheidenden Moment unterbrechen. Beispiel: Kommen Sie nur durch Oralsex zum Höhepunkt? Dann sollte er das Feuer so lange steigern, bis Sie kurz vor der Explosion stehen, und dann erst in Sie eindringen – das abschließende Feuerwerk dürfte jetzt nur noch eine Sache von Sekunden sein! Beim nächsten Mal verfahren Sie genauso, versuchen aber, die Stimulationsphase zu verkürzen und eher zum Beischlaf zu kommen. Ihr Körper wird sich an dieses erweiterte sexuelle Repertoire gewöhnen, so dass Sie mit der Zeit in der Lage sind, die Ziellinie zu überqueren, wann immer es Ihnen gefällt.

 **Beine strecken!**

Achtung: Mitunter klappt es mit dem Orgasmus deshalb nicht, weil die Füße aufgestützt und die Beine angewinkelt sind und die Klitoris so nicht ausreichend gereizt wird. Versuchen Sie es anders: Strecken Sie die Beine flach aus (in der Missionarsstellung) oder beugen Sie sie nach hinten weg (in der Reiterstellung).

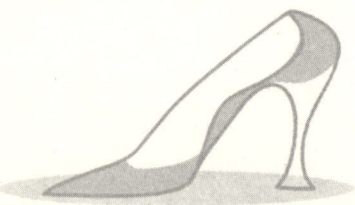

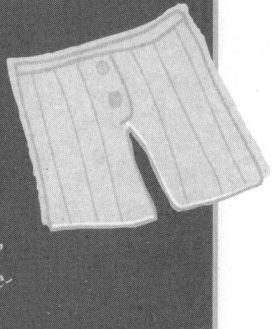

SO TICKT DER MANN!
»Ihre Bewegungen, ihr Keuchen, ihr Stöhnen, wie sie die Muskeln anspannt und lockert – alles echt irre. Beim Orgasmus geht es um Loslassen, um den Verlust der Kontrolle, und darum, ihr dieses Gefühl zu bescheren – eine Hammersache.«

Ben, 29

 333 Reiten Sie ihn!

Die einschlägigen Forschungen der vergangenen siebzig Jahre kommen allesamt zum gleichen Ergebnis: In der Reiterstellung gelangt die große Mehrheit der Frauen zuverlässig zum Orgasmus. Einige führen dies darauf zurück, dass die Frau dabei die aktive Position und somit eher das Gefühl der Kontrolle über die Bewegungen hat. Andere vermuten, dass sich in der Reiterstellung ein berührungsgünstiger Winkel ergibt, da beide Schambeine eng aneinander reiben. Woran es tatsächlich liegt, kann Ihnen aber egal sein – Hauptsache, es klappt!

Nackte Tatsachen!

Laut einer aktuellen Umfrage masturbieren 50 Prozent aller Frauen mehrmals im Monat; 16 Prozent mehrmals die Woche; und besonders wollüstige sechs Prozent fast täglich. Erstaunliche 28 Prozent geben an, nie zu masturbieren und sich lieber mit einem Partner zu vergnügen.

 334 Reit-Variante

Anstatt die Hüften nur in einer geraden Linie vor und zurück zu bewegen, probieren Sie folgende Variante: Stellen Sie sich ein Oval vor, das Sie nachzeichnen – Ihr Becken kreist dabei erst leicht abwärts, zieht einen kleinen Bogen und kreist dann wieder aufwärts. Das eintönige Vorwärts-rückwärts-Rutschen hat damit eine dreidimensionale Note bekommen und trifft auf viel mehr heiße Punkte – bei Ihnen und bei ihm. Außerdem bietet es einen sehr erotischen Anblick!

Nackte Tatsachen!

Im Schnitt braucht eine Frau 27 Minuten, um ihren Höhepunkt zu erreichen.

Noch mehr Spannung, bitte!

Gürten Sie die Lenden, meine Damen, und stürmen Sie einem rauschhaften Orgasmus entgegen: Spannen Sie die Muskeln in Schenkeln und/oder Gesäß fest an. Das verstärkt den Blutfluss in die erogenen Zonen und sorgt für die nötige Sauerstoffzufuhr. Und ausreichend Sauerstoff ist ein Garant für einen bombastischen Orgasmus!

 Pausen machen!

Steigt die gemeinsame Erregungskurve während des Beischlafs nicht gleich schnell nach oben, dann legen Sie eine Pause ein und vergnügen sich anderweitig (stimulieren Sie sich mit Oralsex oder manuell). Das ermöglicht es dem Nachzügler aufzuholen und lässt seine Kurve automatisch nach oben klettern.

 Der V-Trick

Legen Sie während des Beischlafs zwei Finger V-förmig um Ihre Vagina. Die zusätzliche Reibung verschafft Ihnen einen extra Kick, ohne dass er es groß bemerkt. Sie können auch nach unten drücken oder die Haut ein klein wenig hochziehen, wodurch Ihr Kitzler frei liegt und verstärkt erregt wird. Genuss pur!

SO TICKT DER MANN!

»Ich denke an Beerdigungen – wie der Sarg in die Erde gelassen wird. Morbide Gedanken, ich weiß. Aber alles, was mich abhält, vor meiner Frau zu kommen, kann mir nur recht sein.«   Jay, 40

»Dann und wann habe ich einen Orgasmus wie eine Explosion. Bombastisch. Einen ›schreienden Orgasmus‹ – wie ich es nenne.«   Brad, 27

(338) Die Kraft der Gedanken

Nutzen Sie die Kraft der Gedanken! Schließen Sie die Augen und stellen Sie sich vor, alle Energie in Ihrem Körper fließt in zwei Punkten zusammen: einmal knapp unterhalb Ihres Bauchnabels (das innere Chi, wie dieser Punkt wegen seiner Nähe zu den Genitalien in der östlichen Liebeskunst heißt); zum anderen in der Basis der Wirbelsäule (im Kundalini-Yoga der Sitz der sexuellen Energie). Die bloße Vorstellung dieser beiden Punkte als zwei kraftvolle Energiezentren bewirkt eine erhöhte Durchblutung und Körpertemperatur im Unterleib – zwei Grundvoraussetzungen für gigantische Orgasmen.

Der Feuerring

Stellen Sie sich vor, Ihr Atem wäre ein Feuerstrahl. Fangen Sie die Energie ein und schicken Sie sie als eine Art Feuerring durch Ihren ganzen Körper: Atmen Sie das Feuer durch Nase und Mund tief ein, drücken Sie es dann weit nach unten, bis Sie spüren, wie es am unteren Ende Ihrer Wirbelsäule ankommt. Von dort schicken Sie es weiter durch Ihre Genitalien ... und Ihr ganzer Körper wird in Flammen stehen.

 Vier magische Worte!

Natürlich werden noch so viele Stellungen kein Paar in den siebten Lusthimmel katapultieren, wenn es nicht miteinander kommuniziert. Dabei müssen Sie nicht in einem fort quasseln. Vier Wörter genügen vollauf: *schneller, langsamer, fester, weicher*. Und es reicht, sie zu murmeln oder zu flüstern. Keine Sorge, er wird sich gerne danach richten, vor allem, wenn Sie ihm durch ein wollüstiges »Mmm« oder »Jaaa!« zu verstehen geben, dass er goldrichtig liegt. Oder Sie legen ihm die Hände an Hüfte oder Gesäß, um seine Bewegungen so zu steuern, wie es Ihnen am besten gefällt.

Nackte Tatsachen!

Laut einer aktuellen Umfrage kamen 24 Prozent der befragten Paare noch nie zeitgleich mit ihrem Partner zum Orgasmus. Immerhin 56 Prozent gaben an, es hin und wieder zu einem gemeinsamen Höhepunkt schaffen. Und zwanzig Prozent behaupten, es käme so gut wie immer vor.

SO TICKT DER MANN!

»Die Taoisten sagen, dass ein Mann bei der Ejakulation jedes Mal einen kleine Tod stirbt. Und ich fühle mich jedes Mal danach tatsächlich so, als wäre mir eine ganze Portion Lebenskraft flöten gegangen. Aber wie sterben fühlt sich das nicht an. Nein. Eher wie fliegen. Nein. Eher wie schwimmen in einem weißgoldenen Lichtermeer.«

Mike, 45

341 Langsamer, bitte!

Gehören Sie zu den glücklichen Frauen, die – für ihr Empfinden – zu schnell zum Orgasmus gelangen? Dann ziehen Sie rechtzeitig die Reißleine, indem Sie sich entspannen. Wie? Ganz einfach. Achten Sie auf Ihre Hände. Versuchen Sie, sie ganz bewusst zu lockern, wenn Sie sich beispielsweise in die Laken verkrallt haben. Denn sind die Hände erst entspannt, lockert sich nach und nach auch der restliche Körper.

342 Gemeinsam zum Orgasmus –
die Lustskala von 1 bis 10!

Gemeinsam und zeitgleich zum Höhepunkt zu gelangen gilt als Heiliger Gral des Sex ... und trotzdem bleibt dieses Erlebnis vielen Paaren versagt, weil sie sich schlicht missverstehen: So deutet er beispielsweise eine bestimmte Bewegung oder ein Seufzen dahingehend, dass Sie nur noch Sekunden vom Höhepunkt entfernt sind, während es eigentlich nur Ihre Aufwärmphase begleitet (aber auch wir Frauen missdeuten häufig die Signale unserer Männer). Folgende Übung klärt jegliche Zweifel: Verwenden Sie Zahlen auf einer Punkteskala von 1 bis 10, um den Grad Ihrer Erregung auszudrücken. Die 1 bedeutet »gar nicht«, die 10 »gewaltig«. Beobachten Sie dabei, welche körperlichen und verbalen Hinweise mit welchen Zahlen einhergehen. So lernen Sie den Partner besser einzuschätzen und können das Tempo abstimmen, um zeitgleich die vollen zehn Punkte zu erreichen!

VON FRAU ZU FRAU

»Meinen Körper entspannt zu halten, bringt mir nicht viel. Aber wenn ich die Oberschenkel in der Missionarsstellung anwinkle, fühle ich den Orgasmus ganz schnell kommen. Und je mehr sich mein Körper anspannt, desto erregter wird auch er.«

Julie, 30

(343) Viele, bitte!

Wir Frauen erreichen den Höhepunkt zwar nicht so schnell und so leicht wie die Männer, aber es gibt einen Bereich, in dem wir klar im Vorteil sind. Männer brauchen normalerweise eine längere Erholungspause (Refraktärzeit), um erneut sexuelle Spannung aufbauen zu können, während viele von uns Frauen zu multiplen Orgasmen (das heißt mehrere Orgasmen kurz hintereinander) fähig sind. Und wir verfügen obendrein über eine größere Variationsbreite. Es gibt die »sequentiellen, multiplen Orgasmen«, die zwei bis zehn Minuten auseinanderliegen; und es gibt die »seriellen multiplen Orgasmen«, die binnen Sekunden oder Minuten aufeinander folgen. Der Trick, zu einem dieser multiplen Orgasmen zu gelangen, ist einfach: Weitermachen! Auch wenn Sie nach dem ersten Orgasmus das Gefühl haben, so berührungsempfindlich zu sein, dass Sie eine weitere Stimulation kaum ertragen, machen Sie trotzdem weiter. Nutzen Sie diesen hocherregten Zustand, und Orgasmus Nummer zwei folgt mitunter schneller als erwartet.

(344) Dreifach schön!

Wollen Sie Ihren Orgasmus noch intensiver erleben? Dann lassen Sie sich von Ihrem Partner nicht nur an einem oder an zwei, nein, sondern gleich an drei Ihrer heißen Punkte gleichzeitig stimulieren: die Klitoris mit der Zunge, G-Punkt und Analbereich jeweils mit dem Finger. Das braucht zwar etwas koordinatorisches Geschick, aber das Ergebnis ist *Ooo*-ohnegleichen.

VON FRAU ZU FRAU

»Manchmal behalten wir die Unterwäsche während des Vorspiels so lange wie möglich an. Und das macht mich dermaßen an, dass ich das Gefühl habe, jeden Moment zu kommen. Früher habe ich dieses Gefühl immer unterdrückt, um den Orgasmus dann beim Verkehr zu haben. Heute mache ich das nicht mehr. Wieso warten? Es erregt meinen Mann, wenn ich komme, und er will gar nicht, dass ich warte, bis er so weit ist.«   Kelly, 26

345 Bitte nicht vortäuschen, Mädels!

Wir kennen es alle: Er rackert sich ab, während wir uns mühsam ein Gähnen verkneifen. Freilich, es ist sehr verlockend, ihm etwas vorzuspielen und so zu tun, als sei man auf seine Kosten gekommen, bloß um endlich Ruhe zu haben und schlafen zu können. Aber das ist eine außerordentlich schlechte Idee, denn damit verderben Sie sich über kurz oder lang selbst den Spaß. Überlegen Sie doch einmal: Indem Sie ihm etwas vorstöhnen, vermitteln Sie ihm, dass er mit allem, was er tut, einsame Spitze ist. Und jeder Mann mit einigermaßen Sinn und Verstand wird beim nächsten Mal genau die gleichen Knöpfe wieder drücken. Also, lieber ehrlich sein. Das kommt Ihnen beiden zugute. Sagen Sie ihm, was er anders machen soll. Und sagen Sie ihm auch, womit er völlig schiefliegt. Nur zu! Er wird es schon verkraften. Vor allem, wenn Sie abschließend bestärkende Worte für ihn haben und ihm sagen, dass Sie es dennoch erregend finden, *ihn* kommen zu sehen/hören/spüren. Dann ist doch alles geritzt – meinen Sie nicht?

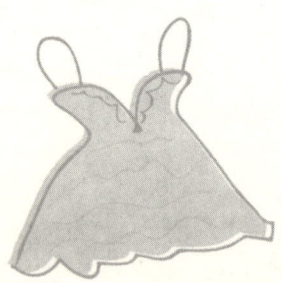

> ### Was Männer anmacht
>
> »Wenn ich oben liege, fasst Kelly mich fest am Po, dirigiert meine Bewegungen und gibt mir zu verstehen, wie schnell oder langsam ich mich bewegen soll. Wenn sie so weit ist, drückt sie mich tief in sich hinein, massiert und streichelt meinen Po und verpasst ihm auch mal einen Klaps. Dann weiß ich – alles bestens!«
>
> Joe, 32

 **346** Orgasmus = Orgasmus

Natürlich ist es ein super Gefühl, während des Beischlafs zum Orgasmus zu kommen. Aber verfallen Sie bitte nicht auf die irrige Idee, nur ein Beischlaf-Orgasmus sei ein richtiger Orgasmus – der Jackpot sozusagen, während sich all die anderen Frauen, die durch Oralsex, manuelle Stimulation, einen Vibrator oder andere Mittel zum Orgasmus gelangen, mit dem Trostpreis begnügen müssen. In Wahrheit erreichen die meisten Frauen keinen vaginalen Orgasmus. Das ist Tatsache, aber noch längst kein Grund, sich davon entmutigen zu lassen. Egal, welche Art von Orgasmus Sie haben – genießen Sie ihn. Hauptsache, Sie haben Spaß!

(347) »Ich komme gleich!«

Es gibt viele gute Gründe dafür, ihn wissen zu lassen, wenn Sie kurz davor sind. So weiß er, dass er auf Kurs liegt und getrost weitermachen kann. Und er kommt erst gar nicht auf die Idee, seine Technik womöglich kurz vor knapp noch zu ändern, sodass Ihnen der Bus vor der Nase wegfährt (besonders frustrierend!). Und außerdem klingt nichts süßer in den Ohren eines Mannes als ein verzücktes »Ich komme gleich!«.

Nackte Tatsachen!
Wir befragten Frauen nach der Höchstzahl ihrer Orgasmen während des Liebesspiels und kam zu folgendem Ergebnis: 22 Prozent haben nur einen Orgasmus, 33 Prozent zwei, 27 Prozent drei bis vier, 18 Prozent sogar fünf und mehr!

KAPITEL 19

23 sexy Überraschungen

Mit der Zeit ist selbst bei den (sex)verliebtesten Paaren etwas ... nun ja, sagen wir die Luft raus. Und genau dann ist der perfekte Zeitpunkt, Ihr Liebesleben mit ein paar Tricks und Kniffen wieder aufzupe(o)ppen. Keine Sorge, Sie brauchen dafür keinen großen Aufwand zu treiben und auch nicht auf Ihre Vorlieben zu verzichten. Um aus der alltäglichen Routine auszubrechen, genügt oft schon eine kleine Abwechslung — und ruckzuck ist Ihr Sexleben wieder in Schwung. Nutzen Sie also bei der nächsten Flaute im Bett eine oder mehrere der folgenden Anregungen!

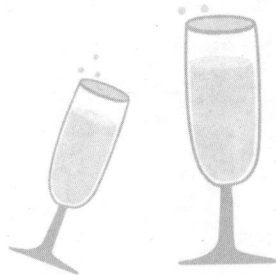

Ändern Sie das Standardprogramm!

Mischen Sie auch öfter mal die Lieder einer alten CD neu zusammen, um ein völlig neues Musikerlebnis zu genießen? Machen Sie es genauso beim Sex. Falls Ihr Standardprogramm immer gleich abläuft – von Streicheln über Oralsex zum Beischlaf –, dann ändern Sie es: Das gibt einen ganz neuen Kick!

 Licht aus, Spot an!

Machen Sie es normalerweise im Dunkeln? Dann leuchten Sie den Ort des Geschehens doch einmal richtig aus, und erhellende Momente (im buchstäblichen Sinne) sind garantiert. Falls das nicht so ganz Ihre Sache ist, weil Sie sich im grellen Licht eher genieren, dann tut es auch gedämpftes Licht oder schummriger Kerzenschein. Das schmeichelt den Sinnen und baut gleichzeitig Hemmungen ab. Sich dabei zusehen zu können weckt eher erregende Gedanken (»Geil, wie wir es treiben«) und zerstreut alle anderen. (»Oje, hoffentlich merkt er nicht, dass meine Beine nicht rasiert sind.«)

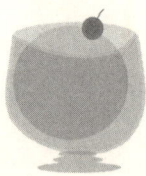

Ran an den Mann!

Zeigen Sie ihm, wo es langgeht, und fordern Sie ihn zu einem Ringkampf auf (wahlweise in Bekleidung). Beißen Sie ihn während des Liebesspiels zärtlich in den Nacken, oder packen Sie ihn fest am Hintern, während er in Sie hineinstößt. Er wird staunen!

 DVD – wie *D*a (steh ich) *V*oll *D*rauf

Er glaubt, Sie haben eine DVD mit irgendeinem guten Spielfilm ausgeliehen. Gut so. Los geht's: Legen Sie die DVD ein und tun Sie zunächst entrüstet, wenn dann ein Sexfilm über den Bildschirm flimmert: »Ich habe doch etwas ganz anders bestellt.« Und nachdem Sie sich ein wenig echauffiert haben, geben Sie sich zufrieden nach dem Motto »Was soll's … bezahlt ist bezahlt …«

 Stellen Sie Ihren ganz persönlichen Sexrekord auf!

Einmal, zweimal, dreimal – und noch einmal und noch einmal … Finden Sie heraus, wie oft Sie an einem Tag können! Entdecken Sie bislang ungeahnte Quellen Ihrer Ausdauer, Fantasie und Orgasmusfähigkeit – und klopfen Sie sich danach auf die Schulter!

Bodypainting der anderen Art

Schreiben Sie mit Mascara oder Lippenstift »Küssen« oder »Streicheln« auf Bauch, Busen oder andere Körperstellen und malen Sie Pfeile dazu, damit er auch punktgenau trifft. Er wird nicht nur große Augen machen, wenn Sie sich entblättern, sondern Sie bekommen auch exakt das, was Sie wollen und wo Sie es wollen.

 Genießen Sie ein neuartiges Lustgefühl!

Anstatt sich damit aufzuhalten, wie sich guter Sex anfühlt oder aussieht, sollten Sie ausprobieren, wie er schmeckt. Küssen und (sch)lecken Sie ihn von Kopf bis Fuß ab, und Sie werden viele verschiedene Geschmäcker erleben. Schmeckt sein Nacken salzig? Sein Ellbogen leicht süß? Tipp: Besorgen Sie sich aromatisiertes Gleitmittel mit unterschiedlichen Aromen, cremen sich vor dem Liebesspiel an den verschiedensten Körperstellen damit ein und machen daraus ein Ratespiel. Banane? Wildkirsch? Das regt die Geschmacksknospen an und macht den Sex zu einem gesteigerten multisensorischen Erlebnis.

Nackte Tatsachen!

Laut einer aktuellen Umfrage knipsen 74 Prozent der befragten Paare beim Sex hin und wieder das Licht an; 9 Prozent gaben an, es normalerweise immer bei Licht zu tun.

Süßes Sex-Geheimnis

»Egal, wie müde ich bin; wenn mein Mann in einen Porno zappt, bin ich hellwach und schaue mit. Das ist die schnellste und einfachste Methode, mich aufzugeilen.«

Fran, 40

(355) Nächtlicher Überfall

Überfallen Sie ihn mitten in der Nacht. Denn Sex um drei Uhr morgens fühlt sich eindeutig völlig anders an. Stürmisch. Unwirklich. Wie im Traum. Zum Staunen schön – vor allem für ihn!

Die sanfte Welle

Bringen Sie ihn aus dem gewohnten Konzept, indem Sie zunächst nur flache Stöße zulassen, die bis kurz vor dem Höhepunkt immer tiefer werden. Das verstärkt die Spannung und stimuliert nicht nur Ihre erogensten Punkte (an der Öffnung der Vagina), sondern auch seine (an der Eichel) – und das macht wild und ungestüm.

> *Nackte Tatsachen!*
> Laut einer aktuellen Umfrage haben sich 33 Prozent der befragten Paare schon einmal krankgemeldet, um einen gemeinsamen Tag im Bett zu verbringen.

 Öfter mal blaumachen!

Nehmen Sie sich beide eine Auszeit vom Alltag. Machen Sie einen Tag blau. Sich krankzumelden, obgleich man fit und munter ist, hat etwas vom Reiz des Verbotenen und sorgt für einen gewaltigen Adrenalinstoß. Sie werden sich fühlen wie zwei Frischverliebte, die mitten in der Woche am helllichten Tag nach Herzenslust ihrer Sexgier frönen.

Kräftig einheizen ...

Lieben Sie sich unter einem Fenster, durch das der warme Schein der Sonnenstrahlen flutet. Oder auf einem kleinen Teppich vor dem knisternden Kamin. Je heißer Ihnen wird, desto berührungsempfindlicher werden Sie. Und der feuchte, glänzende Schweißfilm auf nackter Haut sorgt für zusätzliches Prickeln.

> ### VON FRAU ZU FRAU
>
> »Wenn wir uns im Dunkeln gegenseitig nur durch Berührungen stimulieren, ist das wie ein kleines Ratespiel, bei dem es darauf ankommt, die sexuellen Signale des anderen richtig zu deuten. Bei Licht ist das einfach. Da weiß ich immer, wie und wo er es gerade am liebsten hat. Und das merke ich mir dann.«
>
> Jane, 37

 ... oder im Kühlen kuscheln

Drehen Sie im Winter die Heizung im Schlafzimmer ab und kuscheln Sie sich eng unter der Decke aneinander. Das heizt von alleine ein. Außerdem sorgt kühle Luft auf heißen Körpern für Gänsehaut ... und zwar für ganz schön schöne!

Super-Quickie

Auf die Plätze – fertig – los!

 **Kraft-Paket**

Mit dieser *Kraft*-Variation werden Sie ihn garantiert beeindrucken. Egal ob Sie oben, unten oder irgendwo zwischen seinen Beinen liegen: Gehen Sie nahtlos von einer
Position in die andere über, ohne den Beischlaf zu unterbrechen. Schlingen Sie die Beine fest um seine Körper-
mitte, während Sie ihn gleichzeitig um die Schultern packen und sich rollend hin und her wälzen – wie ein fest
verschnürtes Paket.

Süßes Sex-Geheimnis

»Wenn wir uns selbst während des Liebesspiels filmen, gibt uns das einen zusätzlichen geilen Kick
und führt zu einem sehr offenen Austausch über in-
timste Dinge, über die ich nie mit jemandem reden
könnte, dem ich nicht blind vertraue.«

Carey, 30

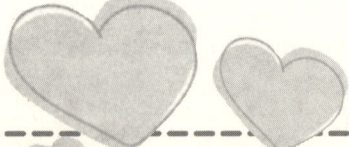

> VON FRAU ZU FRAU
>
> »Neulich haben wir es direkt unter dem Decken-
> ventilator getrieben. Die Luft auf unseren nackten
> Körpern fühlte sich gigantisch an. Beim nächsten
> Mal wollen wir ihn bis zum Anschlag aufdrehen.«
>
> Jennifer, 31

362 Umschalten bitte!

Wechseln Sie vom Beischlaf zum Oralsex und wieder zurück. Berauschend!

363 Liebe vor der Kamera

Camcorder sind eine super Sache. Nicht nur, um mal eben
den Kindergeburtstag des Sprösslings zu filmen, sondern
auch für noch ganz andere Geschichten: Filmen Sie sich
beim Sex! Und damit Sie auch ein *geiles* Ergebnis bekommen, hier ein paar Tipps von Pornoproduzentin Candida
Royalle: Meiden Sie grelles Deckenlicht. Die Beleuchtung
sollte eher weich sein und Haut und Sinnen schmeicheln.
Um keine verwackelten Bilder zu bekommen, sollte die
Kamera irgendwo stabil und dicht am Geschehen plat-
ziert sein (beispielsweise auf dem Nachttisch). Denn was

nützt der ganze Spaß, wenn Sie danach nichts erkennen können? Und noch etwas: Auch wenn Sie es am liebsten in der Missionarsstellung tun, bedenken Sie, dass diese Stellung fürs Auge nicht viel hergibt. Reiterstellung (die Frau oben), Sex von hinten oder Löffelchenstellung bescheren da sehr viel *schärfere* Bilder!

 **Sinnliches Fingerspiel**

Auch wenn Ihre Hände auf seinen Schultern oder seinem Rücken ruhen, achten Sie darauf, wenigstens die Fingerspitzen sanft kreisen zu lassen. Diese leichte Fingermassage wirkt wie ein zusätzlicher Sinnesreiz und lässt die Wogen der Lust höher schlagen.

 **Stoßtechnik 9 aus 49**

Immer mal wieder kleine Variationen, das ist das Geheimnis lusterfüllter Erotik. Überraschen Sie ihn nicht nur mit Stellungswechseln, sondern auch mit Änderungen der Stöße, mal langsam, mal schnell, mal flach, mal tief. Der klassische japanische Neuner-Zyklus zum Beispiel geht so: neun schnelle, flache Stöße nacheinander, dann einmal langsam und tief und achtmal flach, dann zweimal tief und siebenmal flach und so weiter. Das große Finale umfasst neun tiefe Stöße. Und jetzt wieder von vorne! Bis

Sie schreien vor Lust. Was diese Spielart so berauschend macht, ist der Yin-Yang-Effekt, bei dem es der Tradition nach darum geht, einen berechenbaren Ausgleich der Kräfte zu schaffen: Das Sinneserlebnis folgt einem bestimmten Rhythmus, auf den man sich lustvoll einstimmen kann. Und ja, auch Disziplin gehört dazu. Aber betrachten Sie es so: Den schwarzen Gürtel der japanischen Liebeskunst haben Sie sich damit auf alle Fälle verdient!

 **366** Im brennenden Feuer der Leidenschaft!

Kennen Sie den Film *Body Heat*? Wie der Titel schon sagt – es geht heiß zur Sache in diesem Erotikthriller von 1981. Und heiß wird auch Ihnen garantiert dabei ... dünne Laken, wilde Begierde, heiße und schwitzige Körper umweht von einer kühlen Sommerbrise ... hhuu ... uns bleibt schon der Atem weg, wenn wir nur daran denken!

Süßes Sex-Geheimnis

»Manchmal, wenn der Schweiß über die Brust meines Mannes auf meinen nackten Körper tropft, denke ich: Einfach geil, wie wir es treiben!«

Tanya, 30

(367) Die Frist läuft ab

Stellen Sie eine Eieruhr neben das Bett und fordern Sie ihn auf, Sie zehn Minuten lang zu beglücken. Wenn die Uhr abgelaufen ist, sind Sie an der Reihe, ihn zu verwöhnen. Der Wettlauf gegen die Zeit jagt den Puls in die Höhe, und Sie laufen zur Höchstform auf.

(368) Spieglein, Spieglein an der Wand ...

In den Siebzigern waren Spiegel über Betten groß in Mode – und das nicht ohne Grund: Sex vor dem Spiegel bietet eine ganz private Pornoshow und ist unglaublich

erregend. Aber es muss nicht unbedingt ein Deckenspiegel sein; ein Standspiegel am Fußende des Bettes tut es auch. Und dann probieren Sie folgende Stellungen: Er sitzt mit dem Gesicht zum Spiegel, während Sie ebenfalls mit dem Gesicht zum Spiegel auf seinem Schoß sitzen und ihn reiten; auch für die Hündchenstellung positionieren Sie sich so, dass Sie sich beide mit allen erregenden Körperteilen gut im Spiegel beobachten können. Oder benutzen Sie einen kleinen Handspiegel, der ebenfalls ganz neue Perspektiven schafft. Beim Oralsex beispielsweise sorgt die direkte Sicht von unten für ein besonders aufregendes Abenteuer.

 Lauschen und Genießen

Auch wenn Sie schon einige Pornofilme und ebensolche Magazine angesehen haben, die folgende Variante kennen Sie vielleicht noch nicht: Im Internet gibt es etliche Seiten mit Hörbüchern der erotischen Art zum Download. Das ist heiße Unterhaltung vom Feinsten, die Sie unbedingt ausprobieren sollten. Und um unliebsame Mithörer auszuschalten, greifen Sie zu einem Doppelkopfhörer. So können Sie die prickelnde Zweisamkeit ungestört genießen. Erotische Hörgeschichten sind wie Sex für die Ohren – ein lustvoller Ohrenschmaus, dessen Klänge Sie in alle Himmel tragen.

 Eine Nacht im Hotel

Genial: Spaß ohne Ende. Sauber machen andere. Nichts wie los – ein kleiner Tapetenwechsel kann nie schaden!

KAPITEL 20

Heiße Sexspielzeuge im Einsatz

Irgendwann in den 1880ern hat irgendwo irgendein Frauenzimmer mit einem seltsamen Gerät hantiert, das den Sex nachhaltig revolutioniert hat. Die Rede ist vom allerersten Vibrator. Binnen Sekunden, nachdem sie ihn zur sexuellen Stimulierung an ihren Genitalien eingesetzt hatte, erlebte sie orgiastische Höhenflüge. Und seither ist viel passiert. Heute gibt es eine umfangreiche Palette an Sexspielzeugen aller Art. Einige sehen aus wie kleine Häschen und sind meist batteriebetrieben; einige lassen sich sogar auf den iPod aufstecken (kein Scherz!). Aber welches Spielzeug ist für Sie das Richtige? Und was, wenn er so gar nichts damit anfangen kann? Ob Sie ein ziemlicher Neuling auf diesem Gebiet sind oder bereits allen möglichen Klimbim durchprobiert haben und nun nach einer neuen Spielerei suchen — betrachten Sie dieses Kapitel als eine Art Orientierungshilfe durch den erotischen Spielzeugdschungel, den die Technik von heute zu bieten hat.

Neugierig und voller Fragen?
Dann lesen Sie weiter!

 Keine Bange – Ihre Nerven halten das aus!

Dass die Nervenenden an den erogenen Zonen durch starke Vibratorstimulierungen abstumpfen und mit der Zeit weniger erregbar würden, ist ein weit verbreiteter Irrtum. Lang anhaltende Stimulationen können den Bereich vielleicht etwas betäuben, trotzdem erholen sich die Nerven in kürzester Zeit wieder voll und ganz, egal wie stark sie stimuliert wurden. Also, nur zu: Sie können mit den Vibratoren Orgasmen haben, so viele Sie wollen!

 **Die Qual der (Vibrator-)Wahl**

Welcher Vibrator für Sie der Richtige ist, kommt ganz auf Ihre Vorlieben an.

- *Möchten Sie einen Vibrator zur klitoralen oder zur vaginalen Stimulation? Oder für beides?*
  Die kleineren reizen meist nur die Klitoris.
- *Möchten Sie einen batteriebetriebenen Vibrator oder eher einen mit Kabel?*
  Kabelgebundene Geräte sind in der Handhabung zwar etwas umständlicher, dafür vibrieren sie stärker, und ihnen geht (womöglich im entscheidenden Moment) nicht der Saft aus.

- *Wie hätten Sie es gerne — stark oder schwach?*
Um sicherzugehen, wählen Sie am besten einen, der stufenlos regelbar ist. Oder Sie überwinden sich und lassen sich vom Verkaufspersonal beraten. In vielen Geschäften herrscht heutzutage eine sehr offene und frauenfreundliche Atmosphäre. Dort klärt man Sie bestimmt gerne über Vor- und Nachteile der einzelnen Modelle auf. Oder Sie sehen sich online um — Angebote gibt's bei den einschlägigen Versandhäusern in Hülle und Fülle.

Nackte Tatsachen!
Laut einer Studie des *Berman Center* in Chicago benutzen 55 Prozent aller Frauen in Beziehungen einen Vibrator, aber nur 34 Prozent aller Single-Frauen.

 373 So kriegen Sie ihn!

Männer stehen auf Technik und spielen gerne an Geräten herum. Warum also nicht auch im Bett? Trotzdem mag manch ein Mann darin einen ernstzunehmenden Rivalen sehen und sich fragen: »Bin ich ihr etwa nicht gut genug?« Tun Sie alles, um seine Zweifel zu zerstreuen, und meiden Sie Bemerkungen wie: »Ich kriege bei dir keinen Orgasmus und da dachte ich, mit einem Sexspielzeug komme ich auf meine Kosten.« Machen Sie ihm das Spielzeug schmackhaft – als einen ganz besonders erotischen Leckerbissen für Ihre Beziehung. Er muss den Vibrator ja nicht einführen, sondern kann damit Ihre Klitoris bespielen, was ihm genügend Platz lässt, in Sie einzudringen. Und wenn er das Spielzeug selbst steuern darf, hat er obendrein das Gefühl, buchstäblich am längeren Hebel zu sitzen, um Sie zum Orgasmus zu treiben. Und das wird er genießen. Obendrein nimmt ihm der kleine »Helfer« eine Menge schweißtreibende Arbeit ab.

VON FRAU ZU FRAU

»Sexspielzeuge bescheren unglaubliche Empfindungen. Warum also nicht die Spitzentechnologie nutzen, um den Sex noch stimulierender zu gestalten?!«

Judy, 30

374 Machen Vibratoren süchtig?

Nein. Sexspielzeuge bringen zwar jede Menge Spaß, aber das bedeutet nicht, dass Frau Gefahr läuft, nicht mehr ohne sie zu können. Die Gefahr liegt vielmehr in der Tücke des Objekts, die Frau mitunter dazu verleitet, sich an den bequemen und schnellen Orgasmus so sehr zu gewöhnen, dass sie jedes Mal regelrecht giert nach diesem Genuss. Doch wozu die Eile? Wenn gerade nichts Besonderes ansteht (die Kinder nicht jeden Moment nach Hause kommen oder Ihre Lieblingssoap in fünf Minuten beginnt), sollten Sie sich Zeit nehmen und Altbewährtes (Beischlaf, Oralsex, manuelle Stimulation) neu entdecken. Das mag zwar etwas länger dauern, führt aber genauso zuverlässig ins Paradies der Lust.

Nackte Tatsachen!

Der Vibrator wurde im späten 19. Jahrhundert zur Behandlung der weiblichen Hysterie eingesetzt. Zum Glück brauchen wir Frauen heute keinen Arzttermin mehr, um mit diesem Spielzeug abzuheben.

WELCHES SPIELZEUG HÄTTEN SIE DENN GERNE? HIER EINE AUSWAHL …

(375) Hitachi Magic Wand

Dieser kraftvolle Massagestab wurde hierzulande durch die TV-Serie *Sex in the City* unter dem Namen »Hitachi Magic Wand« bekannt. Er ist riesig und der wohl stärkste

Vibrator, den man finden kann. Aber keine Sorge, er ist nicht dazu gedacht, ihn einzuführen (obwohl es mittlerweile Aufsätze zu kaufen gibt, die diesen Zweck erfüllen). Er wurde für die Ganzkörpermassage entwickelt, um *jede* Stelle Ihres Körpers – auch die erogenste – zu verwöhnen. Und die Größe hält, was sie verspricht: Kraftvolle Vibrationen sind garantiert. (Zu viel des Guten? Dann wickeln Sie ein Bettlaken darum.) Der *Zauber*stab sieht zwar nicht gerade sexy aus, aber das kann auch ein Vorteil sein: Wer ihn zufällig zu sehen bekommt, denkt sich nichts dabei, da er aussieht wie ein ganz gewöhnliches Gerät zur Rückenmassage.

 ## Rabbit

Dieser kleine Vibrator aus weichem Material hat die Form eines niedlichen Häschens, mit kleinen Augen, Ohren und Nase. Damit werden alle erogenen Zonen kitzelnd umspielt und – für den doppelten Kick – Klitoris und Vagina gleichzeitig gereizt!

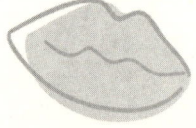

 ## Pocket Rocket

Dieser Freudenspender macht seinem Namen alle Ehre. Klein aber fein kommt er im Lippenstiftformat daher und passt in jede Handtasche.

Butterfly

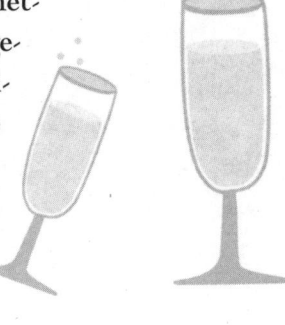

Dieser Vibrator in Form eines Schmetterlings wird nicht in der Hand geführt, sondern direkt über die Klitoris gestülpt. Und während seine Flügel zart um Ihren Kitzler schwingen, haben Sie die Hände frei für andere Wonnetaten. Ganz schön praktisch!

 Butterfly mit Fernbedienung

Sie tragen ihn am Körper, er steuert ihn und stellt ihn nach Belieben an und aus – ein aufgeilendes Vergnügen. Manche Modelle sind flüsterleise, so dass Sie sich den Spaß auch ohne weiteres außer Haus inmitten der Öffentlichkeit gönnen können (sofern Sie sich trauen!).

 Vibrierender Cock Ring

Dieser kleine Liebesring hat es in sich! Um den Penis gelegt, steigert er die Manneskraft ungemein. Der Beischlaf wird so zum rauschenden Orgasmusfest voll prickelnder Ekstase – für Sie und ihn.

381 OhMiBod – der iPod-Vibrator

Wollen Sie Ihre Lieblingsmusik auf ganz neue Weise erleben? Dann stecken Sie sich einen iPod-Vibrator auf Ihren iPod. Je nach Musikstück vibriert er unterschiedlich stark. Nur zu – lassen Sie sich von diesem Lustbringer in nie erlebte Schwingungen versetzen.

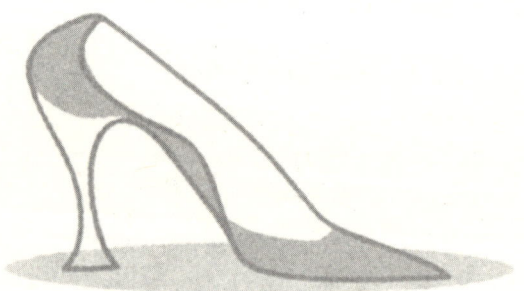

KAPITEL 21

Aufregend! Sex an ungewöhnlichen Orten

Eine verlockende Vorstellung – und Geschichten darüber haben wir alle schon gehört. Haben Sie auch einmal mit dem Gedanken gespielt, es dann aber doch nicht gewagt? Vielleicht, weil Sie voller Fragen waren: Was, wenn Sie jemand sieht? Macht es wirklich Spaß? Ist es strafbar? Ob Sie mit »es« Sex im Flugzeug, am Strand, auf dem Schreibtisch Ihres Chefs, im Auto oder an einer anderen Örtlichkeit meinen – ganz egal. »Es« hat seinen Reiz und weckt die Neugier. Denn immer nur die Decke über dem heimischen Bett vor Augen zu haben, wird auf die Dauer langweilig. Sex in der Öffentlichkeit, wo man »erwischt« werden kann, gibt der Sache einen ganz besonderen Kick. Außerdem stellen neue Orte vor ganz neue Herausforderungen (wie wäre es mit Sex in der Hängematte?) und stimulieren auf ungewohnte Weise (ein sprudelnder Whirlpool gefällig?). Wo auch immer Sie die Lust übermannen mag, wir haben die passenden Tipps, damit Sie »es« heiß genießen können – ohne Mückenstiche, ohne Sicherheitskameras oder sonstige unliebsame Ablenkungen.

Sex am Strand ...

382 Dick mit Sonnencreme einschmieren!

Der Strand gilt als besonders idyllischer Liebesort, aber Vorsicht: Die heiße Sonne verbrennt die dünne, weiße Haut der unteren Regionen in null Komma nichts. Also: Schön im Schatten bleiben, unter einem Sonnenschirm oder sichergehen, dass alle nötigen Körperteile mit dem höchsten Lichtschutzfaktor dick eingeschmiert sind.

383 Trinken, trinken, trinken!

Je länger Sie im Schweiße Ihres Angesichts zugange sind, desto größer die Gefahr, dass der Körper austrocknet oder Sie einen Sonnenstich erleiden. Also: Viel Flüssignahrung parat halten (aber keinen Alkohol, denn der wirkt harntreibend, entzieht dem Körper Wasser und beschleunigt damit den Austrocknungsprozess).

384 Vorsicht, Sand im Getriebe!

Scheuernder Sand in Ritzen und Falten kann den Spaß gehörig verderben. Also: Bevor Sie loslegen, Handtuch ausbreiten. Oder schlagen Sie Ihr Lager in der Nähe der

Wellen auf, wo der Sand nass und fest ist und nicht so leicht dorthin fliegt, wo Sie ihn nicht haben wollen.

Nackte Tatsachen!

Wo treiben wir es außer im Bett am liebsten? Laut einer aktuellen Umfrage haben es 44 Prozent der befragten Paare am liebsten im Wohnzimmer, 28 Prozent in der Dusche, 25 Prozent auf dem Fußboden und 3 Prozent auf dem Küchentisch.

SEX IM FLUGZEUG ...

 Diskretion wahren!

Der sexuelle »Höhenflug« gilt als derart heiß, dass sich Flugreisende, die diese Form des »Luftverkehrs« bereits genossen haben, Mitglied im inoffiziellen »Mile High Club« nennen dürfen. Sex im Flugzeug ist zwar verboten, aber um sich die peinliche Öffentlichkeit zu ersparen, werden die meisten Fluggesellschaften wohl eher darüber hinwegsehen, und Sie werden wohl kaum in Handschellen vor die Tür gesetzt. Die Besatzung geht mit liebestollen Passagieren meist diskret um und fordert die Beteiligten allenfalls auf, ihr Treiben nicht fortzusetzen, damit sich andere Flugpassagiere nicht belästigt fühlen. Also:

Falls Sie es wagen wollen, machen Sie es auf der Toilette, nicht auf Ihrem Sitz. Und seien Sie leise und schnell. Die meisten Mitreisenden werden tun, als hätten sie nichts mitbekommen.

386 Der richtige Moment

Lange Schlangen vor der Toilettentür und wissende Blicke der Mitreisenden? Das muss nicht sein. Verlegen Sie Ihr kleines Stelldichein also nicht gerade auf die »Hauptverkehrszeit«. Am besten, einer von Ihnen geht vor, der andere folgt ein paar Minuten später. Und zurück auf Ihre Plätze machen Sie es genauso.

387 Liebesspiel auf kleinstem Raum

Winzige, beengte Flugzeugtoiletten sind nicht gerade der ideale Ort für das Liebesspiel zu zweit. Man kann sich ja alleine schon kaum drehen und wenden. Um möglichst viel Bewegungsfreiheit zu haben, stellen Sie ein Bein auf die Toilette, während er Sie von hinten fest umfasst. Der niedrige Luftdruck soll den Orgasmus angeblich noch verstärken.

Sex im Whirlpool ...

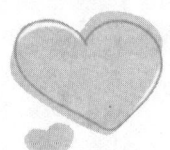

 Auf die Hygiene achten!

Gewiss, eine Nummer in der heißen Wanne ist ein geiles Vergnügen. Aber Vorsicht: Im warmen Blubberwasser lauern allerlei Bakterien. Vor allem in öffentlichen Whirlpools ist es mit der Hygiene nicht immer gut bestellt. Dort können bestimmte Erreger *Pseudomonas-Folliculitis* auslösen, eine Infektion der Haut, die mit einem brennenden Juckreiz einhergeht und antibiotisch behandelt werden muss. Also: Schwimmen auf eigene Gefahr – oder die häusliche Badewanne nutzen!

 Thema Verhütung – für *sicheren* Badespaß!

Verlassen Sie sich in Sachen Verhütung im Wasser nicht auf Kondome, Spermizide, Diaphragmas oder Verhütungsschwämme, denn ein hundertprozentiger Schutz ist nicht gewährleistet. Zudem werden Kondome im warmen Wasser schlaff und sind schwer aufzuziehen (und aufzubehalten). Also: Um sicherzugehen, greifen Sie auf andere empfängnisverhütende Mittel zurück (wie die Pille).

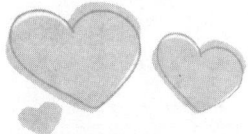

Auf das richtige Gleitmittel kommt es an

Warmes Wasser löst Gleitmittel − natürliche und andere − mitunter schneller auf. Um zu vermeiden, sich wund zu scheuern, sollten Sie silikonbasierte Gleitmittel benutzen, die wasserfest sind und ein lang anhaltendes Vergnügen garantieren.

 **Der Ritt auf dem Massagestrahl**

Halten Sie Ihre erogensten Zonen mitten in den warmen, pulsierenden Wasserstrahl: Viele Frauen finden dieses Gefühl absolut stimulierend; das perfekte Aufwärmtraining für den Hauptakt. Die beste Stellung im sprudelnden Wasser: Er sitzt, und Sie reiten spreizbeinig auf seinem Schoß (außerdem schlucken Sie so kein Wasser).

SEX IN DER DUSCHE ...

 **Die Gummimatte − ein Muss**

Ohne einen sicheren Stand laufen Sie Gefahr, auszurutschen, sich an den Duschvorhang zu klammern, ihn herunterzureißen, sich den Kopf an die gefliese Wand zu hauen oder gar Schlimmeres. Das muss nicht sein! Kleine Sache, große Wirkung.

Grelles Licht vermeiden

100-Watt-Birnen eignen sich hervorragend, um Lidstrich aufzutragen oder Mitesser aufzuspüren (und die wollen Sie in diesem Moment bestimmt nicht ausleuchten). Also: Kerzen benutzen!

 Seifen Sie ihn ein!

Um ihn auf das erregend feuchte Abenteuer einzustimmen, stellen Sie sich hinter ihn. Dann seifen Sie sich ein, schlingen Arme und ein Bein um ihn und pressen Ihre Brüste fest an seinen Rücken. Nun beginnen Sie langsam, den ganzen Körper an ihm zu reiben. Umhüllt von zartem Schaum, bringt ihn das rasend schnell in Fahrt.

Seife statt Gleitmittel? Auf gar keinen Fall!

Verwenden Sie niemals Seife oder Shampoo als Ersatz für ein Gleitmittel. Das trocknet die Haut an den empfindlichen Stellen rasch aus und macht sie rissig (und Genitalien *sind* empfindliche Stellen!). Also: Lieber entsprechende Gleitmittel verwenden (am besten silikonbasierte, die wasserfest sind; siehe Tipp 247)

396 Heiße Stellungen

Er nimmt Sie von hinten, während Sie sich leicht nach vorne lehnen und an der Wand der Duschkabine abstützen. Falls Sie sich im Stehen in der Wanne vergnügen, kann er leichter in Sie eindringen, wenn Sie zusätzlich einen Fuß auf den Wannenrand legen. Oder Sie stehen ihm gegenüber, schlingen ein Bein um seine Hüfte, während Sie sich nach hinten mit einer Hand an der Wand abstützen, um nicht zu rutschen.

> ## *Nackte Tatsachen!*
> Laut einer aktuellen Umfrage hatten 67 Prozent aller Paare schon einmal Sex im Auto. Also: Geben Sie Vollgas! (Aber nicht während der Fahrt!)

SEX UNTER FREIEM HIMMEL ...

397 Spaß ohne Insektenbisse

Die Vögel zwitschern, und die Sonne schickt goldene Sprenkel durch das waldige Blätterdach ... Ohne Zweifel, Sex in freier Natur klingt romantisch. Aber Mutter Natur hat auch so ihre Schattenseiten. Lästige Mücken zum Beispiel. Um juckende Pusteln an den falschen

Körperstellen zu vermeiden, sollten Sie auf Parfüm oder parfümierte Körpermilch verzichten. Düfte ziehen nämlich haufenweise Insekten an. Außerdem sollten Sie eine Decke dabeihaben, um sich kleine Krabbeltiere vom Leib zu halten. Und falls Sie eine ganze Nacht im Freien planen, nehmen Sie eine wasserdichte Unterlage mit, eine Jacke oder einen Schlafsack. Das hat den Vorteil, dass die Liebestollerei nicht gleich in einer Schlammschlacht endet, wenn feuchter Morgentau oder leichter Regen niedergeht.

(398) Vor neugierigen Blicken schützen!

Machen Sie sich klar, dass Sie jederzeit von eventuellen Spaziergängern entdeckt werden könnten. Sie sollten deshalb Kleidung wählen, die Sie unter Umständen auch anbehalten können (einen Rock etwa, ein leichtes Kleid und einen BH mit Vorderverschluss. Die beste Tarnung vor neugierigen Blicken ist folgende: Sie liegen unter einer Decke auf der Seite und schauen einander an. Falls Sie in dieser Stellung einem Spanner vor die Linse kommen, sieht es aus, als kuschelten Sie bloß. (Wenn der wüsste!)

275

SEX IM AUTO ...

 **»Einparken« – so klappt's!**

Da haben Sie Ihre private Liebeskutsche an einem romantischen Fleckchen geparkt und können es plötzlich kaum mehr erwarten. Doch damit das Sexabenteuer auf wenig Raum auch klappt, sollten Sie darauf achten, dass Sie sich an Lenkrad und Schaltung keine blauen Flecken holen oder im Eifer des leidenschaftlichen Gefechts nicht aus Versehen ein Dauerhupen auslösen. Begeben Sie sich also besser auf den Beifahrersitz, wo Sie sich spreizbeinig auf ihn setzen. Oder Sie verziehen sich auf die Rückbank, wo Sie durchaus auch mit der Missionarsstellung in Fahrt kommen können (winkeln Sie dafür die Beine an; oder er kniet vor Ihnen auf dem Boden).

 **Nicht *im*, sondern *auf* dem Auto! ...**

Die Autotaufe auf der Motorhaube – ein klassischer Männertraum, den Sie ihm leicht erfüllen können. Locken Sie ihn bei einem Ausflug ins Grüne auf romantische Abwege, legen Sie eine Pause ein, steigen Sie aus und setzen Sie sich auf die Motorhaube, während er vor Ihnen steht, und schlingen Sie ein Bein um seine Hüfte. Sie können sich auch umdrehen und auf den Bauch legen, sodass Sie mit dem Gesicht zur Windschutzscheibe liegen, während er Sie von hinten nimmt. Und falls Sie keinen Ausflug ins Grüne planen – er kommt mit Sicherheit auch in der heimischen Garage in Fahrt!

 401   … heiße Autowäsche inklusive

Bühne frei für Ihren ganz privaten »Wet T-Shirt Contest«: Tragen Sie ein weißes T-Shirt und bespritzen Sie sich (und ihn!) ganz *zufällig* mit dem Wasserschlauch. Eines steht fest: Eine Frau in einem feuchten T-Shirt, das ihr durchsichtig auf der Haut klebt, macht jeden Mann verrückt. Und er wird sich fühlen wie ein junger Gott … ganz wie in seiner wildesten Jugendzeit!

Sex im Wasserbett …

 402   Nicht vergessen: Wasser … ist nass!

Im Rhythmus der Leidenschaft auf einer Oberfläche zu schaukeln, die jeder Bewegung nachgibt, klingt geil – in der Theorie jedenfalls. Aber ohne »festen Boden« unter den Füßen ist die Sache gar nicht so einfach. Am ungünstigsten ist es von hinten, da das ganze Gewicht auf sechs Punkten lastet (vier Knie und zwei Hände), was die Matratze ziemlich durchdrückt und für einen extrem wackeligen Ritt sorgt. Besser sind Stellungen, die das Gewicht gleichmäßiger verteilen (wie etwa die Missionarsstellung oder die Seitenlage).

403 Halt suchen!

Da Wasserbetten bei jeder Bewegung nachgeben, bringt die altbewährte Stoßtechnik vielleicht nicht so ganz den gewohnten Kick. Doch es ist nicht alles zu spät. Immerhin hat ein Wasserbett ja auch einen Rahmen, für gewöhnlich aus Holz oder Metall. Wenn Sie sich also mit den Füßen an der Bettkante einhaken oder sich mit den Händen daran festhalten, dann lässt sich dieses Schaukelvergnügen sehr wohl genießen.

SEX IN DER HÄNGEMATTE …

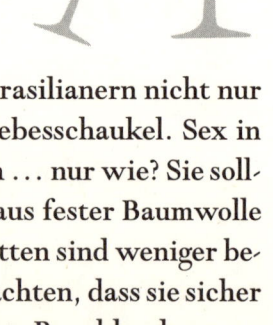

404 Auf feste Qualität achten!

Seit Jahrhunderten dienen sie den Brasilianern nicht nur als Schlafstatt, sondern auch als Liebesschaukel. Sex in der Hängematte ist offenbar möglich … nur wie? Sie sollten auf jeden Fall eine Hängematte aus fester Baumwolle wählen; Strick- oder Nylonhängematten sind weniger bequem. Außerdem sollten Sie darauf achten, dass sie sicher befestigt ist. Wer will schon eine harte Bauchlandung aus schwebenden Wolken riskieren?

405 Ein schwingendes Vergnügen

Beim Sex in der Hängematte fühlt man sich ein bisschen so wie zwei gefangene Fliegen im Spinnennetz. Bequem wird es, wenn Sie sich nicht längs, sondern diagonal hineinlegen. So wird die Hängematte automatisch etwas in die Breite gezogen und bietet eine größere Schaukelfläche. Nicht viel zwar, aber immerhin. Die Löffelchenstellung oder die Reiterstellung (Frau sitzt oben) eignen sich am besten. Oder noch besser: Schaukeln Sie alleine, während er davor steht oder kniet, um den schwingenden Rhythmus auf seine Weise zu nutzen.

Sex im Büro ...

406 Warten Sie bis nach Feierabend

Das ist weniger riskant. Lieber vom Pförtner ertappt werden als vom Boss! Und außerdem, wenn Sie schon bis in die Puppen arbeiten, dann haben Sie sich ein »kleines Vergnügen« doch verdient – meinen Sie nicht?

407 Auf Sicherheitskameras achten!

Überwachungskameras sind heute in vielen Betrieben rund um die Uhr aktiv, vor allem in Lagerräumen, die zu

Diebstählen verleiten (und ja, auch zu kollegialen Schäferstündchen). Also: Augen auf, bevor Sie zur Tat schreiten.

 Schreibtisch-Sex

Ob auf dem vornehmen Mahagonitisch des Chefs oder Ihrem eigenen bescheidenen Schreibtisch, egal — jeder Schreibtisch bietet die ideale Plattform, ist hüfthoch und damit perfekt für die schnelle Nummer. Lehnen Sie sich gegen die Tischkante, während er vor Ihnen steht. Falls Ihnen das zu gewagt erscheint, weil jeden Moment ein Kollege hereinplatzen könnte, tauchen Sie unter den Schreibtisch ab und verwöhnen Sie ihn, während er auf dem Stuhl sitzt.

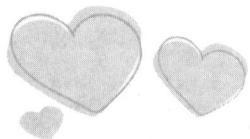

KAPITEL 22

Bettgeflüster — nur nicht so schüchtern!

Uns Mädels in unserer unbändigen Redelust erfolgreich zum Verstummen zu bringen, ist schier unmöglich. Stundenlang schnattern wir mit unseren Freundinnen, ergehen uns bis ins kleinste Detail darüber, welche Schuhe oder Handtasche wir lebensnotwendig benötigen, und verstehen es meisterhaft, unsere Männer so lange zu bequasseln, bis wir bekommen, was wir wollen. Doch urplötzlich passiert, es, und wir bringen keinen Ton heraus, wenn wir Haut an Haut im dunklen Kämmerlein neben ihm liegen. Irgendwo tief in unserem Inneren wissen wir, dass die meisten Männer auf erotisches Bettgeflüster stehen. Aber was sagen und wie, ohne verkrampft und unnatürlich zu klingen? Wir sagen Ihnen, wie Sie den stimmlichen Knoten zum Platzen bringen und wie Sie sich mit den richtigen Worten — und Tönen — das Liebesspiel versüßen. Über Sex reden verbessert den Sex, und mit etwas verbalem Feedback können Sie gemeinsam am einfachsten herausfinden, wo Ihre Bedürfnisse liegen, und eine ganz neue und innige Beziehung aufbauen — und das kann ein Höhepunkt werden!

409 Kleine Worte, große Wirkung

Teilen Sie sich mit, damit er weiß, woran er ist. Meist genügen simple Reizworte. Sagen/flüstern/schnurren Sie: »Das fühlt sich schön an.«, oder: »Ja, genau dort.« Mit der Zeit werden Sie sicherer und können konkreter werden. »Mmm, es fühlt sich gut an, wenn du _____.« (Füllen Sie die Lücke!) Mag harmlos und komisch klingen, kann aber einiges bewirken. Der Vorteil: Aus derlei ermutigenden *Wonne*worten kann er schließen, wie und was Ihnen gefällt. Und damit sind lustvolle Wiederholungen garantiert.

410 Anregung holen!

Eigentlich wollen Sie über sexuelle Wünsche und Bedürfnisse reden, wissen aber partout nicht, wie Sie es anstellen sollen? Werfen Sie einen Blick in Pornomagazine oder erotische Lektüre. Jede Seite dort ist prallvoll mit Worten, Wendungen und Formulierungen, die Sie jederzeit abkupfern und auf praktische Wirkung testen können. Oder kuscheln Sie sich aneinander, und lesen Sie gemeinsam ein ganzes Kapitel (laut, natürlich). Und wundern Sie sich nicht, wenn auf Worte Taten folgen!

411 Ganz natürlich!

Jeder kennt genügend Ausdrücke für Körperteile und Bett-
aktivitäten – gar keine Frage. Aber benutzen Sie bitte nie
welche, die aus Ihrem Munde unnatürlich oder geküns-
telt klingen. Wählen Sie nur solche, auf die Sie anspin-
gen und die Sie erotisch finden. Sagen Sie lieber »Brüste«
statt »Titten«, wenn Ihnen das besser gefällt,
oder »Besorg es mir« statt »Vögel mich«.
Aber keine Bange, er wird nicht pingelig
sein – jedes Wort von Ihnen wird *Großes*
bewirken!

412 Text üben!

Haben Sie ein paar erotische Wendungen gefunden, die
Sie Ihrem Liebsten gerne ins Ohr säuseln wollen? Damit
Ihnen die Aufregung am Ende nicht einen Strich durch
die Rechnung macht, üben Sie am besten, was Sie sagen
wollen. Allein und im stillen Kämmerlein. »Leg deine
Hand auf meine _____«. Wenn Sie das 20-mal vor
sich hin sagen, klingt das irgendwann ganz normal. Und
wenn es darauf ankommt, ist die Aufregung garantiert
verflogen. Oder fassen Sie Ihre schmutzigen Fantasien in
Worte, wenn Sie das nächste Mal masturbieren. Sie werden sehen, mit etwas Übung geht Ihnen sowas bald ganz
leicht von den Lippen – und er wird es lieben!

Beschreibende Worte

Fehlen Ihnen mal die Worte, dann füllen Sie das Schweigen mit beschreibenden Kommentaren (so wie man das von Sportreportern aus dem Fernsehen kennt). Entweder Sie sagen, was Sie gerade tun (Brust streicheln, Bauch küssen … etc). Oder Sie sagen, was Sie gleich tun werden (Als Nächstes lecke ich …). Auf diese Weise erregen Sie die Vorfreude, und die ist bekanntlich die schönste Freude – auch beim Sex.

Was Männer anmacht

»Hin und wieder schickt sie mir eine SMS – ›Ich will heute Nacht mit dir (BIIEEEP …).‹ Ich liebe diese schlüpfrigen Sätzchen. Dann weiß ich, sie wird heiß und wild auf mich sein, bis ich heute Abend nach Hause komme.«

Paul, 27

 Reden Sie miteinander!

Haben Sie das Gefühl, dass Ihr Partner sich ein wenig schwertut mit verbalerotischen Äußerungen? Dann locken Sie ihn mit einfachen Fragen aus der Reserve: »Fühlt sich das gut an?« (Auch der Schüchternste wird darauf wohl ein dreifaches »Ja!« hervorstöhnen.) Und wenn er etwas aufgetaut ist, fragen Sie genauer: »Was/wo/wie soll ich als Nächstes küssen/lecken/streicheln?«, oder: »Was würdest du jetzt gerne mit mir anstellen?« Und ruckzuck entspinnt sich ein erotischer Dialog.

 Finden Sie einen eigenen sexy Slang!

Wie wäre es, ihn mit einem eigenen sexy Jargon zu betören? Einem speziell auf Sie gemünzten Wortschatz, der all die Vorlieben und Praktiken beschreibt, die Ihr Blut in Wallung bringen? Lassen Sie Ihre Fantasie spielen und entwickeln Sie sprachliche Blüten, die sich nirgendwo sonst finden. Kleine Anregung: Verbinden Sie z. B. Adjektive mit Tiernamen, um Ihre Lieblingsstellung zu benennen – von »muntere Gazelle« bis »tanzender Fasan« ist alles möglich. Das Beste: Sie können diese Wortkombination in jeder Situation fallen lassen und nur Sie beide wissen, was tatsächlich gemeint ist – das produziert verschwörerisch-lustvolle Blicke als Vorgeschmack auf später.

 *Wie* sage ich es am besten?

Dirty Talking will gelernt sein. Entscheidend ist, *wie* Sie etwas sagen. Möglichkeiten gibt es unendlich viele: Stimme, Timbre und Tonfall spielen eine Rolle. Sie können Ihren Worten einen höheren oder tieferen Klang geben, sie flüstern, seufzen, stöhnen oder brummeln. Sie können sie auch laut und lustvoll hinausschreien (falls Sie sich nicht um die Nachbarn scheren). Je nach dem kann ein und dasselbe Wort eine unterschiedliche Seite Ihrer Persönlichkeit hervorbringen – vom keuchenden Püppchen bis zur ungezähmten Löwin. Ihr Partner wird Sie ganz neu kennenlernen!

 ## Lust aus heiterem Himmel

Dirty Talking im Bett macht jeden Mann an. Aber auch außerhalb des Bettes wird es ihn derart erregen, dass er nicht mehr klar denken kann. Lassen Sie mitten in einer alltäglichen Situation eine erotische Bemerkung fallen (»Wenn wir mit dem Geschirr fertig sind, will ich dich reiten. Ich kann es kaum erwarten.«). Derlei frivol verruchte Äußerungen aus heiterem Himmel steigern seine Vorfreude, und er wird kaum zu halten sein, wenn es endlich so weit ist.

 ## Machen Sie Komplimente!

Beleben Sie Ihre Beziehung mit erotischen Komplimenten. Schmeicheln Sie seinem besten Stück (oder jedem anderen für sie besonders erotischen Körperteil – »Du hast echt schöne/geile ...«). Beschreiben Sie ihm mit simplen Reizwörtern, was Sie besonders erregt und wie genau sich das anfühlt (prickelnd, geil, verschärft). Und schöne Worte schmeicheln nicht nur seinem männlichen Ego, sie bereichern auch den Sex und fördern die Leidenschaft.

VON FRAU ZU FRAU!

»Ich führe mir unser letztes Mal immer wieder gerne vor Augen, schwelge in diesen sexgierigen Momenten und stelle mir seine Berührungen vor, seinen Atem auf meiner Haut, sein säuselndes Schnurren in meinem Ohr. Das macht mich heiß, und wir landen daraufhin oft im Bett.«

Sasha, 36

(419) Erotik fernmündlich

Rufen Sie ihn an und hauchen Sie durch die Leitung, dass Sie es kaum erwarten, ihn zu _____. (Füllen Sie die Lücke!) Damit bringen Sie nicht nur die Leitung zum Glühen, sondern auch sein Verlangen. Garantiert!

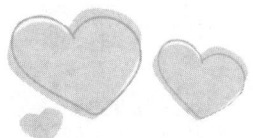

Telefonsex zu Hause

Während er gemütlich im Wohnzimmer vor dem Fernseher sitzt, greifen Sie im Schlafzimmer zum Handy und rufen ihn an. Erzählen Sie ihm, dass Sie sich gerade berühren und auch wie und wo. Hauchen/keuchen/stöhnen Sie durch die Leitung, wie verrückt Sie nach ihm sind – und er wird sich nicht zweimal bitten lassen!

 Erotische Liebesbriefe!

Bringen Sie Ihre erotischen Gedanken zu Papier – auch das ist eine Form der Verbalerotik. Schreiben Sie kleine Zettelchen, die Sie ihm zustecken und die er dann unverhofft findet (»Denke gerade an deinen sexy Oberkörper/Hintern und wünschte, du wärest jetzt hier.«). Oder senden Sie ihm eine Mail mit einer Verabredung zum Sex. (»Ich und du, im Bett, heute Abend um zehn.«). Danach schalten Sie Ihr Handy aus und sind ab sofort nicht mehr erreichbar. Das macht ihn noch heißer.

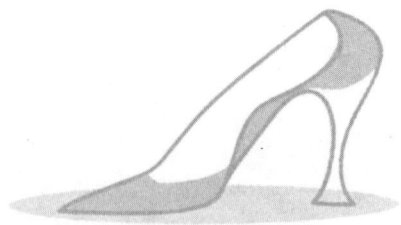

SO TICKT DER MANN!

»Sie rief mich im Büro an, sagte, dass sie in einem fort an mich denken muss und ich schleunigst nach Hause kommen soll – sofort. Und das machte ich, denn ich wusste, dass mich mehr erwarten würde als der übliche Begrüßungskuss. Den ganzen Heimweg lang hielt ich es kaum aus vor Vorfreude und war nicht mehr zu bremsen, als ich sie wartend im Bett fand.«

Michael, 30

KAPITEL 23

Sexfantasien — wie Wunschträume wahr werden

Irgendwo, ganz tief im Innern, hegt jeder von uns geheime sexuelle Lüste und Fantasien. Doch trotz aller intimen Wonnen, die uns diese stummen Träumereien bereiten, darüber sprechen tun wir so gut wie nie. Nicht einmal mit unserem Liebsten im Bett. (Dabei steckt der in der gleichen Situation und fühlt sich wahrscheinlich genauso unbeholfen.)

Gewiss, seine geheimsten Wünsche preiszugeben, fällt jedem schwer, egal wie gut man sich kennt. Aber genau das ist ein Grund mehr, darüber zu sprechen. So lernen Sie sich gegenseitig mit ganz neuen Facetten kennen. Und das wiederum gibt frischen Nährboden für neue erotische Abenteuer. Wenn sich beide verstanden fühlen, geliebt, angenommen und begehrt, dann erreichen Leidenschaft und Verlangen eine ganz neue Ebene. Folgen Sie uns auf den Abenteuerspielplatz erotischer Träume. Dort zeigen wir Ihnen, wie Sie Ihre stummen Fantasien einander vermitteln und schließlich lustvoll austoben können. Ein spannender Trip!

SEXUELLE FANTASIEN ... WEGE AUS DER SPRACHLOSIGKEIT

Nackte Tatsachen!

Laut einer Studie des *Psychological Bulletin* haben 83 Prozent aller Frauen und 84 Prozent aller Männer während des Beischlafs sexuelle Fantasien; 74 Prozent der befragten Frauen (und 100 Prozent der Männer) gaben an, sich in erotischen Fantasien zu ergehen, während sie masturbieren.

 Vertrauen schenken

Versprechen Sie ihm, ihn nicht schräg anzusehen, zu lachen oder auszuflippen, wenn er Ihnen von seinen Fantasien erzählt, auch wenn sie ein wenig absurd und versponnen erscheinen. Damit schaffen Sie eine Art »Sicherheitszone«, die es ihm um einiges leichter macht, sich zu öffnen.

 In Erwartung, dass ...

Nur weil Sie Ihre sexuellen Fantasien teilen, heißt das nicht, dass Sie danach gieren, sie jetzt und sofort auch auszuleben. Um Missverständnissen vorzubeugen, sprechen Sie klare Worte (»Das heißt nicht, dass ich das unbedingt umsetzen möchte. Aber es erregt mich ungemein, darüber zu sprechen.«). Viele Männer empfinden ähnlich, genießen es, zum Beispiel über eine furiose Bondage-Fantasie zu sprechen, sind aber weiterhin mit dem üblichen (Blümchen-)Sex zufrieden.

 Welche Fantasien hat er?

Wenn Sie es herausfinden wollen, fallen Sie nicht gleich mit der Tür ins Haus. Er könnte sich überrumpelt fühlen und mit irgendetwas herausplatzen, das Sie gar nicht hören wollen *(wie etwa, dass er auf Ihre beste Freundin steht)*. Gehen Sie subtiler vor, und fragen Sie beispielsweise: »Hast du manchmal sexuelle Fantasien, in denen wir beide vorkommen? Wie genau treiben wir es?« Damit bleiben Sie im vertrauten Rahmen, wo Sie sich beide wohler fühlen können. *(Denn auch Sie sollten ihm nicht gerade auf die Nase binden, wie zuckersüß Sie seinen Boss finden.)*

SO TICKT DER MANN!

»Ich stelle mir gerne heiße Filmszenen vor – aus *Wahre Lügen* zum Beispiel, wo Jamie Lee Curtis für Arnold Schwarzenegger tanzt; oder *Harry und Sally*, wo Meg Ryan einen Orgasmus vortäuscht; oder *Top Gun*, wo Kelly McGillis und Tom Cruise im Himmelbett zugange sind.«

Doug, 37

---

(425) Nennen Sie die Dinge beim Namen

Tun Sie sich schwer, über eine bestimmte erotische Fantasie zu sprechen? Dann sprechen Sie doch einfach über das, was Sie erregt: seine starken Hände auf Ihrem nackten Körper, sein warmer Atem in Ihrem Nacken; die sanfte Brise am Strand im letzten Urlaub, die Sie beide in eine entspannte, sinnliche Wolke hüllte. Unser erotisches Kopfkino funktioniert nicht auf Knopfdruck – auch wenn wir das manchmal meinen. Oft aber geht es in Fantasien nicht um komplexe Szenen, sondern um ganz kleine Dinge, Details. Und die sind nicht weniger wichtig, wir müssen uns nur darauf einlassen.

SO TICKT DER MANN!

»Ich stelle mir vor, ich bin mit meiner Frau in einem Swinger-Club, wo wir Sex haben, während andere uns dabei zusehen. Oder ich habe Sex mit ihr und einer weiteren Frau. Oder wir beide befriedigen eine andere Frau.«

Mike, 42

426 Locken Sie ihn aus der Reserve

Gehen Sie spielerisch vor, indem Sie ihn so fragen, dass er mehrere Antworten zur Auswahl hat. »Was macht dich mehr an: Wenn ich mich als Krankenschwester verkleide, als Schulmädchen oder ganz in Lack und Leder?« So kann er seine Vorlieben äußern, ohne dass er sich verbiegen muss und die Stimmung im Eimer ist.

Nackte Tatsachen!

Laut einer Untersuchung des *Psychological Bulletin* träumen 18 Prozent aller Frauen davon, Sex mit mehr als einem Mann gleichzeitig zu haben; 33 Prozent aller Männer träumen davon, Sex mit mehr als einer Frau gleichzeitig zu haben.

SO TICKT DER MANN!

»In meiner Fantasie macht meine Frau mit mir Dinge, die sie normalerweise nicht macht, oder Dinge, die ich gerne mit ihr machen möchte, ihr aber nicht sagen will – wie Analsex oder Rollenspiele.«

Dave, 41

(427) ... wie zum Beispiel ...

Brennen Sie darauf zu erfahren, was in seinem Kopf so vorgeht? Tasten Sie sich langsam vor. Man tut sich oft leichter, erst einmal über anderweitige heiße Fantasien zu reden – über eine Filmszene, die Sie beide kennen; über einen Erotikschmöker, der Ihnen gefällt; über den Freund einer Freundin, der auf SM steht. Oder bringen Sie ihn auf das Thema mit einfachen Sätzen wie: »Die eine Szene aus dem Film *Henry & June* will mir einfach nicht aus dem Kopf. Fand ich ganz schön geil, du nicht?«. Ein Mann tut sich meist leichter, einfach mit »Ja, fand ich auch« antworten zu können, als sich aus dem heiteren Nichts zu seinen eigenen Fantasien bekennen zu müssen. Haben Sie den Einstieg gefunden, können Sie den Bogen nach und nach weiter und persönlicher spannen: »Hat es dich auch geil gemacht?«

428 ... und nun zu den pikanteren Details

Nun, da Sie wissen, welche Fantasien ihn in Wallung brin-gen, fängt der Spaß erst an: Entlocken Sie ihm sämtliche pikanten Details, indem Sie nicht lockerlassen. Träumt er beispielsweise davon, Sex mit Ihnen und einer weite-ren Frau zu haben, dann fragen Sie: »Wie sieht sie aus?«, oder: »Wo genau verwöhnt sie dich mit ihrem Mund?« Sollten ihm die Worte fehlen, weil er eher der schüch-terne Typ ist, fantasieren Sie für ihn weiter und malen die Szenarien aus. (Goldene Regel für den Sex zu dritt: Statten Sie die Frau in seiner Fantasie immer mit genau den gegenteiligen körperlichen Attributen von Ihnen aus. Haben Sie kleine Brüste, ist sie vollbusig; sind Sie der europäische Durchschnittstyp, ist sie die Exotin.) Welche Szenerie Sie auch entspinnen mögen, Sie werden beide in wilder Leidenschaft entbrennen. Garantiert.

SO TICKT DER MANN!

»Ich träume nie davon, Sex mit einer anderen Frau zu haben. Wenn ich meine Frau auf den Mund küsse, sehe ich in meiner Fantasie Bilder, wie ich sie auf den Mund küsse oder auf irgendeine andere Stelle. Und wenn ich sie auf eine andere Stelle küsse, malt meine Fantasie mitunter Bilder, wie ich sie auf den Mund küsse.« Timothy, 45

429 Schreiben Sie eine erotische Geschichte

Ist Schreiben eher Ihr Ding als Reden? Erotische Fantasien zu einer Geschichte zu verweben, kann ein schönes gemeinschaftliches Vergnügen sein. *Und so geht's:* Schreiben Sie ein paar einleitende Zeilen nieder und geben Sie das Blatt dann an Ihren Partner. Er spinnt die erotische Geschichte weiter, schiebt das Blatt wieder an Sie zurück und so weiter. Die Handlung, die sich ineinanderwebt, spricht Bände über Ihre Vorlieben und macht Lust auf mehr. Und bis zum guten Schluss halten Sie einen ganz schönen Musenalmanach in Händen. (Aber das kann ein ganzes Weilchen dauern, je nach dem, wie lange Sie Held und/oder Heldin in sexuelle Abenteuer verstricken.)

430 Sagen Sie Danke!

Was immer er Ihnen anvertrauen mag, danken Sie ihm für sein Vertrauen. (»Danke, nun fühle ich mich dir ein gutes Stück näher.«) Aber fühlen Sie sich nicht genötigt, ihm seine Fantasien zu erfüllen. Ziel soll sein, intime Wünsche und Vorlieben einander anzuvertrauen, miteinander zu teilen, und nicht, einen Einakter aufzuführen — es sei denn, Sie möchten das. Wenn ja, nur zu! Doch mehr dazu später.

WIE SIE IHRE EROTISCHEN FANTASIEN VERWIRKLICHEN ...

431 Spielen Sie »Flaschengeist«!

Erfüllen Sie ihm einen sexuellen Wunsch! Natürlich be-halten Sie sich ein letztes Vetorecht vor, aber Sie bieten ihm dadurch viel *Spiel*-Raum, um seinen erotischen Fan-tasien freien Lauf zu lassen.

432 Ein Kartentrick der anderen Art

Um die Palette der Möglichkeiten abzustecken, mit de-nen Sie sich zweisame Stunden versüßen können, schrei-ben Sie Ihre Fantasien auf kleine Kärtchen (so viele wie möglich). Und zwar ganz spontan. Denken Sie nicht da-rüber nach, ob es einigermaßen anständig klingt, ob es sich überhaupt umsetzen lässt oder was Ihr Partner dazu sagen wird. Dann decken Sie die Kärtchen nacheinander auf, und sortieren sie in drei Stapel. Stapel 1: Fantasien, die Sie unbedingt verwirklichen wollen (zum Beispiel Sex an ei-nem abgelegenen Strand). Stapel 2: Fantasien, die Sie noch einmal überdenken wollen (zum Beispiel einen Dreier). Stapel 3: Fantasien, die für einen von Ihnen gar nicht in die Tüte kommen (zum Beispiel alberne Verkleidungsspiel-chen). Den dritten Stapel werfen Sie weg, die restlichen beiden bewahren Sie auf. Und falls Sie mal Lust auf ein ganz besonderes Abenteuer verspüren, dann ziehen Sie ein Kärtchen. Ist es eine aus Stapel 2, tauschen Sie sich darüber aus. Ist es eine aus Stapel I, dann lassen Sie es krachen!

Süßes Sex-Geheimnis

»Ich hatte Angst, ihm vorzuschlagen, dass ich es schön fände, wenn wir unsere geheimsten und intimsten Gedanken teilen. Dabei dachte ich gar nicht an scharfe Rollenspiele wie geile Ärzte, unschuldige Krankenschwestern oder wollüstige Bibliothekare und kam mir eigentlich ganz brav vor. Eines Abends fasste ich mir ein Herz und sagte verträumt zu meinem Mann: »Wäre es nicht schön, jetzt in einem Umkleidehäuschen auf einer Südseeinsel zu stehen ...« Er nahm mir die Worte aus dem Mund und spann den Satz weiter » ... und unsere Haut ist warm und knackig braun, und ich küsse dich unter der Sonne ...«. Dann malten wir die Geschichte abwechselnd immer weiter aus und spannen ein so sinnlich erotisches Szenario, dass wir beide im Nu heiß erregt waren.«

Christine, 34

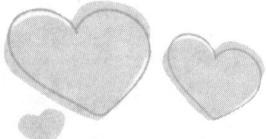

STEHEN SIE AUF FESSELSPIELE?
DANN VERSUCHEN SIE ES DAMIT …

 433 Beginnen Sie harmlos

Für den Anfang halten Sie ihm einfach die Hände über dem Kopf oder hinter dem Rücken fest. Oder Sie befehlen. Er gehorcht. (»Du bewegst dich kein Stück, bis ich mit dir fertig bin.« / »Untersteh dich zu kommen, bevor ich es sage.«) Das pure Gefühl der Hilflosigkeit wird ihn sehr erregen (und natürlich auch Sie, wenn Sie die Rollen wechseln). Sind Sie mit den Grundlagen vertraut, können Sie die Praktiken langsam verschärfen.

Nackte Tatsachen!

Laut einer Studie des *Psychological Bulletin* kennen nur 32 Prozent der befragten Frauen und 26 Prozent der befragten Männer die sexuellen Fantasien ihrer Partner. Das mag daran liegen, dass 24 Prozent der Frauen und 31 Prozent der Männer sie in erster Linie mit Scham und Schuld verbinden. Öffnen Sie sich, und Sie werden erkennen, dass Ihre Ängste unbegründet sind … und Sie sich auf ganz neue Weise annehmen können.

Was Männer anmacht

»Als wir neulich zum Essen aus waren, fing sie an, ein kleines Spiel zu spielen: Sie tat so, als würden wir uns auf einem Blind Date das erste Mal begegnen, fragte mir Löcher in den Bauch und flirtete mit mir. Zuerst fand ich das ziemlich albern, aber dann spielte ich mit. Innerhalb kürzester Zeit hatte sie alle Hemmungen verloren: Diesem ›Fremden‹ hat sie Dinge erzählt, die sie mir noch nie erzählt hat; sie hat sogar beschrieben, wie sie es beim Sex am liebsten mag. Das hat mich extrem erregt. Ich habe diesen Kick wieder gespürt, diesen männlichen Jagdtrieb, und habe nur noch daran gedacht, wie ich dieses ›Date‹ endlich ins Bett bekomme. An jenem Abend hatten wir den wildesten Sex (nachdem ich sie gefragt hatte, ob sie noch mit zu mir kommen und meine CD-Sammlung anschauen will).«

Neal, 28

 **Vorsicht mit Schals, Krawatten und Strümpfen**

Alles schön und gut, doch diese praktischen Utensilien können sich während der Tollerei zusammenziehen und die Durchblutung unterbinden. Außerdem ist es mitunter ziemlich knifflig, die Knoten wieder aufzubekommen. Wir haben deshalb folgende Tipps für Sie:

 Schere griffbereit halten!

Wozu? Natürlich für den Fall der Fälle. Um feste Knoten zu zerschneiden, die sich partout nicht lockern lassen. Verbandscheren eignen sich wegen ihrer stumpfen, gebogenen Klinge besonders gut und machen keine Kratzer auf der Haut.

Nackte Tatsachen!

Laut einer Studie des *Journal of Sex & Martial Therapy* haben Frauen im Laufe von drei Monaten 14,2 verschiedene Sexfantasien. Männer hingegen kommen im gleichen Zeitraum auf 26 und haben damit nicht nur deutlich mehr, sondern auch variantenreichere Fantasien.

436 **Auf das richtige Seil kommt es an!**

Je dicker, desto besser. Ein dickes Seil fühlt sich angenehmer an und lässt sich leichter wieder lösen. Um Scheuerstellen zu vermeiden, nehmen Sie ein Baumwollseil.

Handschellen gefällig? Obacht: Nicht den Schlüssel verlieren!

 **Binden Sie ihn fest und legen Sie los!**

Es ist so weit: Er liegt alle viere von sich gestreckt und festgebunden auf dem Bett oder sitzt auf dem Stuhl, die Hände hinterm Rücken gefesselt. Und jetzt? Jetzt nutzen Sie seine Hilflosigkeit aus und quälen ihn gnadenlos bis zur Geilheit. Setzen Sie sich auf ihn, bis er kurz davor ist zu kommen. Dann unterbrechen Sie das Spiel abrupt, entschuldigen sich und gehen ein Glas Wasser holen. Kurz darauf reiten Sie ihn erneut, bis *Sie* befriedigt sind, lassen ihn aber nach wie vor zappeln, bis *Sie* beschließen, dass es genug ist, und ihn erlösen. Je länger Sie ihm die sexuelle Befriedigung verwehren, desto heißer kommt er zur Sache, sobald Sie ihn von seinen Qualen erlöst und ihn losgebunden haben. Machen Sie sich auf alles gefasst!

STEHEN SIE AUF SCHMERZEN BEIM SEX? DANN PROBIEREN SIE ES DAMIT ...

 Sicherheitswort – unbedingt vereinbaren!

Bei Sexspielen, die schmerzhaft, schaurig oder gefährlich werden könnten, sollten Sie unbedingt ein Stichwort vereinbaren, mit dem Sie die Reißleine ziehen können, wenn Ihre Schmerzgrenze erreicht ist. Sie sollten sich möglichst vorher auf ein Wort einigen. Für Ihren Partner ist es das Signal, das Spiel zu mäßigen oder ganz abzubrechen. Suchen Sie möglichst ein Wort aus, von dem Sie ganz sicher sind, dass es Ihnen normalerweise während des Liebesspiels nie entschlüpft (wie »Nilpferd«, »Baum« oder eben ganz banal »Sicherheitswort«). Auf diese Weise können Sie alles hinausschreien (auch »Nein!« oder »Stopp, aufhören«), ohne dass Ihr Partner sich um Sie sorgen muss.

Von Frau zu Frau

»Als ich mir endlich ein Herz fasste und meinen Freund nach seinem geheimsten Wunsch fragte, sagte er, er habe sich schon immer vorgestellt, dass ich ihn mit dem Mund befriedige, während er einen Scotch trinkt und eine Zigarre raucht. Danach sagte er, das sei die schönste Nacht seines Lebens gewesen, er habe sich wie ein König gefühlt.«

Jamie, 32

 Erste Anbahnungen

Wie nur den Übergang finden vom typisch faulen Sonntagnachmittag zu einem Freudenrausch der Lust? Ganz einfach: Erzählen Sie ihm, Sie hätten seine verstohlenen Blicke bemerkt, als er Sie beim Ausziehen beobachtet hat. Oder sagen Sie ihm, dass Sie ein Pornoheft unter seinem Bett gefunden hätten. Oder fragen Sie ihn frotzelnd, ob er heute nicht eine *wichtige Hausarbeit* vergessen hätte. Und falls er nicht gleich schaltet, legen Sie mit einer sexy und unmissverständlich klingenden Stimme nach. (»Du böser, böser Junge. Los, komm her, damit ich dir einen Denkzettel verpassen kann!«)

440 Schmerz und Lust – die Waage halten!

Meiden Sie schmerzempfindliche Körperregionen wie den Nierenbereich (gleich rechts oberhalb des Gesäßes) oder seine »Kronjuwelen«. Sie sind absolut tabu. Steht sein Gesäß im Mittelpunkt des Geschehens, dann zielen Sie auf die runden, fleischigen Pobacken. Dort sind Schläge am besten auszuhalten. Beginnen Sie mit leichten Hieben, und achten Sie auf seine Reaktion. Reiben Sie die Pobacken zwischen den einzelnen Hieben jedes Mal sanft mit der Hand. Das regt die Durchblutung an und lässt die Haut prickelnd vibrieren. Denken Sie stets daran, dass der Grad zwischen lustvollem Schmerz und wirklich unangenehmem Schmerz sehr, sehr dünn ist – also immer schön vorsichtig!

> ## *Nackte Tatsachen!*
> Von vierzig erotischen Fantasien, die in einer Umfrage des Magazins *Psychological Bulletin* vorgegeben waren, wählten Männer und Frauen gleichermaßen den (wer hätte das gedacht!) Beischlaf mit dem Partner als die Nummer eins!

ROLLENSPIELE GEFÄLLIG?
WIE WÄRE ES DAMIT ...

 441 Doktor/Patient

Betreten Sie seine Praxis (Schlafzimmer), ziehen Sie sich aus und bringen Sie Ihre Beschwerden vor: »Ich habe Schmerzen, weiß aber nicht genau, wo.« Dann untersucht er Ihren Körper, findet, wo es weh tut, und schreitet zur Behandlung (Orgasmus!). Oder: Er liegt schwerkrank darnieder, und Sie müssen ihn mit allen nötigen Mitteln wieder gesund pflegen.

 **442** Chef/Angestellter

Sie sind der Oberboss; er Ihr süßer kleiner Untergebener. Rufen Sie ihn in Ihr Büro, und teilen Sie ihm mit, seine

›Leistung‹ habe in letzter Zeit sehr nachgelassen. Er wird beteuern, *alles* zu tun, um seinen Job zu behalten. Was meinen Sie? Welche Konsequenzen wird das nach sich ziehen?

 **Stripper/Kunde**

Schmeißen Sie sich in einen heißen Fummel, schlüpfen Sie in die höchsten Stöckelschuhe, die Sie haben, und legen Sie halbwegs tanzbare Musik auf. Stellen Sie sich als die »kleine Süße« vor, geleiten Sie ihn auf seinen Platz und weisen Sie ihn energisch darauf hin, dass Anfassen nach den Hausregeln streng verboten ist. Dann setzen Sie sich auf seinen Schoß, lassen langsam die Hüften zur Musik kreisen, während Sie ein Kleidungsstück nach dem anderen von sich werfen. (Raffinierte Anregungen dazu gibt es beispielsweise auf Striptease-DVDs wie *Carmen Electra's Aerobic Striptease*.) Geben Sie alles, um ihn wie eine Profi-Stripperin zu bezirzen!

 **Zwei Fremde an der Bar**

Gehen Sie getrennt voneinander in eine Kneipe, am besten in eine, in der Sie noch nie waren – das hat etwas vom Reiz des Fremden. Dort setzen Sie sich an die Bar und geben sich so, dass Sie ihm auffallen. Lassen Sie ihn zappeln, während er sich den Mund fusselig redet, um Sie zu überreden, auf einen Absacker mit ihm nach Hause zu kommen. Er soll sich ruhig anstrengen!

 445 Pizzabote/willige Hausfrau

Er klingelt mit einer Pizza in der Hand an Ihrer Tür. Sie bitten ihn herein, bieten ihm ein Stück an ... und noch einen *Happen* ...!

Nackte Tatsachen!
Laut einer aktuellen Umfrage haben 42 Prozent der Frauen für ihren Mann schon einmal einen heißen Striptease hingelegt.

KAPITEL 24

Romantischer Zauber

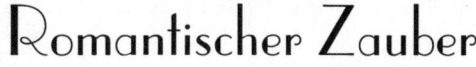

Wie Sie mit allerlei Tipps und Tricks wieder Schwung und Pepp in Ihr Sexleben bekommen, wissen Sie jetzt. Aber, so mögen Sie fragen, wo bleibt da die Romantik? Sie haben Recht. Um den sicheren Weg ins Herz und nicht nur ins Bett der/des Liebsten zu finden, gehört noch einiges mehr dazu. Sex ist wie eine Sprache, in der man einander innige Liebe bekundet. Lassen Sie uns helfen, Ihr Vokabular zu erweitern. Lernen Sie, »Ich liebe dich« zu sagen, und zwar auf neue sinnliche und herzbewegende Arten und Weisen. Sehnen Sie sich nach mehr Gefühl und emotionaler Nähe (und wer tut das nicht?), dann sind Sie hier genau richtig.

Augen-Blicke

Einander tief in die Augen zu blicken ist leichter gesagt als getan. Tiefe *Augen*-Blicke sprechen Bände, und es ist beinahe unmöglich, irgendetwas zu verbergen. Je länger und intensiver Sie sich ansehen, desto mehr kommen Sie einander näher. Und falls es Ihnen mal zu intensiv wird, lassen Sie Ihre Blicke auf Mund, Nase oder Stirn weilen. Das baut ebenfalls Nähe auf. (Die doppelte Punktzahl in Sachen innige Nähe geht an alle die, die es schaffen, sich auch während des Orgasmus tief in die Augen zu sehen.)

 *Brief*-Verkehr

Hatte man sich gerade wegen irgendetwas in der Wolle – und wenn der Anlass noch so nichtig war –, fällt es schwer, umzuschalten und in Kuschelstimmung zu kommen. Damit es dennoch klappt, sollten Sie sich zunächst wieder versöhnen. Und das geht manchmal leichter ohne Worte mit einem kleinen Brief. Schreiben Sie ihm, was Sie geärgert hat. (»Als du mich auf Lisas Party aufgezogen hast, war mir das echt peinlich. Ich habe es nie gesagt, aber seit diesem Abend hatte ich eine Stinkwut

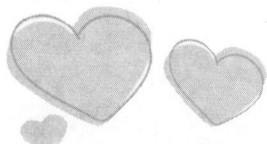

auf dich. Schwamm drüber. Wollen wir uns wieder vertragen?«) Eine Rückantwort ist erlaubt, aber ohne böse Worte! Es geht einzig darum, dem angestauten Ärger Luft zu machen. Das hilft und macht den Weg frei für traute Zweisamkeit am Abend.

 Streicheln Sie ihn ...

... nein, nicht dort, wo Sie jetzt denken, sondern im Gesicht. Zärtliche Berührungen im Gesicht sind eine eher intime als erotische Geste. Streichen Sie ihm sanft über die Wangen, um die Lippen oder durch das Haar, während die andere Hand auf seinem Herzen ruht. Wenn da keine verliebten Gefühle aufkommen!

 **Eile mit Weile!**

Kein Grund zur Eile. Gehen Sie die Sache langsam an, in Zeitlupe sozusagen, und erleben Sie jeden einzelnen Moment sehr viel intensiver.

 **Lauschen Sie seinem Atem!**

Schmiegen Sie sich eng an ihn, so dass Sie seinen Atem an Ihrem Ohr hören, während Sie miteinander schlafen.

Schließlich gilt: sein Atem + mein Atem = unser Atem. Und was gibt es Schöneres, als über den Atem in seinen Rhythmus zu finden und sich beinahe telepathisch mit ihm zu verbinden?

Nackte Tatsachen!

Wer hätte das gedacht? Wir führten für dieses Buch eine Umfrage unter Paaren durch. Es ging darum, aus drei Aspekten einen auszuwählen, der nach dem persönlichen Empfinden beim Sex zu kurz kommt: Vorspiel, Experimentierfreude, Romantik. Die Mehrheit von 57 Prozent gab an, sich mehr Romantik zu wünschen.

451 Aktiv verwöhnen ...

Sex beruht auf gegenseitigem Geben und Nehmen – so die weit verbreitete Vorstellung. Und Frau hat oft ein schlechtes Gewissen, wenn sie zu lange passiv ist und sich nur verwöhnen lässt. Aber warum nicht? Starten Sie zunächst ein aktives Verwöhnprogramm für Ihren Liebsten. Fragen Sie ihn, wie er es am liebsten möchte, und gehen Sie darauf ein. Geben Sie ihm das Gefühl, sich völlig losgelöst fallen lassen und sich seinen Gefühlen hingeben zu dürfen, ohne auf Sie achten zu müssen. Sex muss also nicht immer auf gegenseitigem Nehmen und Geben beruhen. Im Gegenteil: Auch mal nur passiv sein zu dürfen streichelt die Seele.

 452 ... und passiv genießen

Und nun sind Sie an der Reihe, das passive Verwöhnprogramm zu genießen. Sagen Sie ihm, womit er beginnen soll, und ergeben Sie sich dann der Leidenschaft (was uns Frauen, die wir manchmal gewohnt sind, die eigenen Bedürfnisse hintanzustellen, oft gar nicht so leicht gelingen will). Und machen Sie sich um ihn keine Sorgen: Er ist wahrscheinlich genauso erregt wie Sie. Schließlich hängt das männliche Ego oft davon ab, wie gut Mann es gelingt, uns anzumachen. Und diesen kleinen Gefallen tun Sie ihm doch gerne – schließlich haben Sie beide etwas davon.

Was Männer anmacht

»Jenna legt immer die Hand auf mein Herz, wenn sie vor mir zum Orgasmus kommt. Diese kleine Bewegung erfüllt mich mit Liebe – und bringt mich zum Höhepunkt.«

Jeff, 35

Nackte Tatsachen!
Laut einer aktuellen Umfrage gaben 76 Prozent der Befragten an, sich ihrem Partner an seinem Geburtstag willig hinzugeben, egal wie müde oder abgespannt sie sind.

453 Licht an!

Tun Sie es bei Licht! Nicht nur, weil Sie beide einen ergötzlichen Anblick bieten, sondern auch, weil es die emotionale Nähe steigert. Im Dunkeln schweifen die Gedanken ab, und die Nähe geht oft verloren. Bei Licht konzentriert man sich viel intensiver aufeinander.

454 Ein ganz besonderer Anlass

Klar, Sex ist immer schön. Doch wenn Sex an einen ganz besonderen Moment im Leben gekoppelt wird, bringt das die romantischen Seiten sehr viel stärker zum Schwingen. (Was der Grund dafür ist, dass so viele Paare Wert darauf legen, es an ihrem Jahrestag zu tun). Also: Verführen Sie ihn, wenn er befördert wird, oder – im umgekehrten Fall – wenn er nach einer harten Woche völlig gerä-

dert ist. Ob zum Trost oder aus Freude, ganz egal: Solche
»Geschenke« können auch den grausten Tag rosarot erscheinen lassen.

 455 Bauen Sie sich gegenseitig auf!

Das Selbstwertgefühl steigt ungemein, wenn man sich
vor dem Sex ein wenig Zeit nimmt, um sich zu sagen, was
einem am anderen gefällt. Machen Sie einander Komplimente: der körperlichen Art (»Ich finde deinen Hintern
super!«); der anerkennenden Art (»Ich finde es wirklich
klasse von dir, dass du es übernimmst, die Kinder abzuho-
len.«); und der emotionalen Art (»In deinen Armen fühle
ich mich einfach wohl und geborgen.«). Je mehr Komplimente, umso besser. Warum? Ganz einfach: Je wohler Sie
sich miteinander fühlen, desto bereitwilliger schenken
Sie einander Ihre Liebe – nicht nur im Bett.

Nackte Tatsachen!
Laut einer aktuelle Umfrage haben 74 Prozent aller
Paare einen heftigen Streit schon einmal mit leiden-
schaftlichem Sex beendet.

456 Schreiben Sie einen *Lust*-Brief

... einen erotischen Liebesbrief sozusagen. Benennen Sie fünf Dinge, die Sie an ihm einfach unwiderstehlich finden – die starken Schultern, die einladenden Lippen, sein wollüstiges Seufzen im Bett. Sparen Sie nicht mit Einzelheiten. Platzieren Sie Ihren kleinen *Lust*-Brief so, dass er ihn auch findet (in die Manteltasche oder neben die Rasiercreme). Er wird sich freuen über die sexy Schmeicheleien. Denn Sie wissen ja: Komplimente machen glücklich und tun der Beziehung gut.

 **457** Sex-Entzug als Rache? Auf gar keinen Fall ...

»Heute Abend nicht, Liebling« – für viele von uns, insbesondere für uns Frauen, heißt das: *»Ich bin sauer auf dich, und es läuft so lange nichts, bis wir das geklärt haben.«* Doch ein solcher Liebesboykott ist ein Riesenfehler. Anstatt ihn schmoren zu lassen, sollten Sie lieber offen aussprechen, was Sie ärgert. Sex als Druckmittel hat in einer Beziehung nichts zu suchen, denn das entzweit nur noch mehr. Und das ist ja nicht Sinn der Sache. Im Gegenteil: Sex sollte uns einander näherbringen!

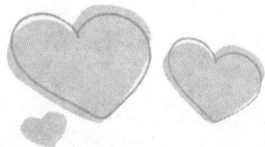

... besser: Sex zur Versöhnung

Gewiss, hat man sich gerade heftig in der Wolle, ist Sex wohl das Letzte, das einem in den Sinn kommt. Aber Sie werden staunen, wie schnell der Ärger verflogen ist, sofern man sich einfach darüber hinwegsetzt. Küssen Sie ihn leidenschaftlich und verwandeln Sie den angestauten Ärger in sexuelle Energie. Das vermittelt ihm mehr als deutlich, dass Ihre Liebe nicht auf dem Spiel steht, auch wenn Sie noch so angefressen sind. Sex als Chance auf Versöhnung – was gibt es Schöneres?

 Rückblende auf erotische Erinnerungen

Versöhnungssex, nachdem die Fetzen geflogen sind, ist schön und gut. Danach – und das ist weniger bekannt – schwelgen viele Paare gerne in gemeinsamen erotischen Erinnerungen. Also: Entführen Sie ihn in die Kneipe, in der Sie das erste Mal geknutscht haben. Oder holen Sie das Flitterwochenalbum ins Bett, blättern Sie gemeinsam darin und erleben Sie die schönsten Momente noch einmal. Indem Sie diese erotisch romantischen Erlebnisse noch einmal Revue passieren lassen, bleiben sie lebendig ... und wecken die Lust auf mehr.

Süßes Sex-Geheimnis

»Das erste Mal, als wir das Licht anließen, waren wir beide hin und weg. Mein Mann liebt es, meinen Körper zu betrachten. Und ich, ich fahre auf diese intime, erotische Atmosphäre total ab. Im Dunkeln bleibt all das leicht außen vor. Bei Licht aber kann man sich so richtig auf die Mimik des anderen konzentrieren, was den Sex sehr viel inniger macht.«

Annie, 26

460 Tantra-Sex

Nein, Tantra-Sex ist kein heiliges Kultritual, das einem täglich acht Stunden am Stück Sex abverlangt. Es ist vielmehr eine alte orientalische Praktik, die auf eine Verbindung von Spiritualität und Erotik zielt. Wenn Sie diese Sexvariante ausprobieren möchten, sollten Sie mit folgender Übung beginnen: Atmen Sie gemeinsam mit Ihrem Partner bewusst ein und aus, um die sexuelle Energie in Gleichklang zu bringen. Haben Sie den Bogen raus, dann wechseln Sie den Rhythmus – Sie atmen ein, er atmet aus. So erzeugen Sie einen »Atemkreis«, der die sexuelle Erregung intensiviert. Und nun das Entscheidende:

Während sich beim Sex, so wie wir ihn in der westlichen Welt praktizieren, die Erregung stetig aufbaut und sich dann in einem großen Finale entlädt, geht es im Tantra-Sex darum, die sexuelle Energie mehrfach hintereinander aufzubauen und den Orgasmus so lange wie möglich hinauszuschieben. Im steten Wechsel zwischen Massage, Vorspiel und Beischlaf wandert die sexuelle Energie von den tieferen Chakren zu den höherliegenden, was die sexuelle Ekstase verlängert. Die Energie kommt nicht frei, sondern bleibt im Körper, den sie wie ein Fluss durchströmt. Während der westliche Sex einem Drei-Gänge-Menü vergleichbar ist, ähnelt der Tantra-Sex eher einem Buffet mit kunstvoll arrangierten (erotischen) Häppchen. Kommt es schließlich zum Höhepunkt, sind die Liebenden völlig losgelöst, seelisch und körperlich eins mit sich und dem Universum.

Was Männer anmacht

»Lola hat immer die Augen auf, wenn sie einen Orgasmus hat. Manchmal beißt sie sich auf die Lippen, atmet schwer, keucht, stöhnt... Aber sie schließt dabei nie die Augen und wendet keinen Blick von mir. Sie gibt mir alles durch ihre Augen und macht mir damit eine Riesenfreude. Und es ist so dermaßen aufregend...«

Steve, 36

SO TICKT DER MANN!
»Ich mag unsere kleinen Plaudereien danach. Wir reden dann nicht über stressige Alltags- und Arbeitsgeschichten, sondern nur über schöne Dinge, die uns gerade einfallen. Über unseren Kleinen, was er heute Lustiges gemacht oder geplappert hat. Ich werde ganz sentimental, wenn ich nur daran denke.«

Dan, 31

461 Nennen Sie ihn bei seinem Namen!

Der persönliche Name ist etwas sehr Individuelles. Ob gehaucht oder gestöhnt, Sie werden ihn damit bannen.

462 Liebe unter Sternen

Zaubern Sie funkelnde Sterne an Ihre Schlafzimmerdecke (mit einer Lichterkette beispielsweise), und der Sex wird romantisch schön!

463 Der *schlafende* Blick

Ihm beim Schlafen zuzusehen ist etwas, das beim Sex nicht möglich ist (das hoffen wir jedenfalls!). Aber einen Tipp, so meinen wir, ist es allemal wert. Probieren Sie es aus: Den Partner in einem so verletzbaren Zustand versonnen zu betrachten, schürt wohlig warme Gefühle und mitunter auch ein unbändiges Verlangen. Nur zu, wecken Sie ihn!

464 Der kleine Plausch danach!

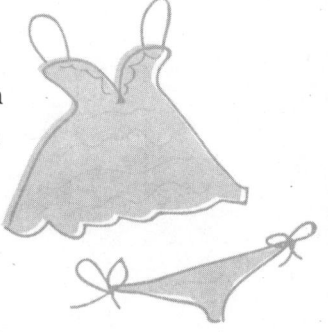

Nach dem Sex miteinander zu reden schafft Verbundenheit. Reden nach dem Sex kann Gold wert sein. Denken Sie nur mal zurück an die Anfänge Ihrer Beziehung, als Sie *danach* oft bis in die Morgenstunden durchgequatscht haben. Doch dann, wenn die Leidenschaft der Routine gewichen ist, will man *danach* nur noch schnell einschlafen oder einen Spätfilm im Fernsehen sehen. Zeit, das zu ändern. Dämmen Sie das nächste Mal nach dem Sex die Lichter und lassen Sie die alte Romantik wieder aufleben: Knabbern Sie an seinem Ohr, kuscheln Sie sich aneinander und plaudern Sie munter. Und wenn es nur fünf Minuten sind – der romantische Kick ist riesig.

Nackte Tatsachen!

Laut einer aktuellen Umfrage gaben 22 Prozent der befragten Frauen an, dass sie nicht häufiger Sex haben, weil der Mann keine Lust dazu hat.

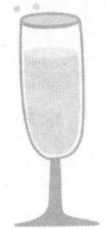

KAPITEL 25

Eingeschlafenes Liebesleben? So sorgen Sie für neuen Schwung!

»Heute nicht, Liebling« — *Dieser Satz fällt so oder so ähnlich früher oder später in jeder Beziehung, ganz egal, wie sehr man den Partner mag. Und irgendwie ist es auch verständlich. Der Alltag ist oft stressig* — *ein arroganter Boss, quengelige Kinder und irgendwo dazwischen ein wohlmeinender Partner, der, wenn es darauf ankommt, nicht einmal das Essen in der Mikrowelle »gebacken« kriegt* — *und der Lust nicht gerade förderlich. Während nur wenige Paare sich diesem Problem offen stellen, herrscht bei den meisten über Wochen, Monate oder gar Jahre nur noch Flaute im Bett. Aber das liegt nicht nur an uns Frauen, wie man gemeinhin glauben möchte. Auch viele Männer würden einen spannenden Fernsehfilm dem »Matratzensport« vor dem Einschlafen vorziehen. Woran liegt das?*

Gewiss, sexuelle Hochs und Tiefs gibt es in jeder Bezie-

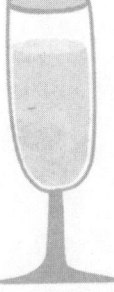

hung, darin sind sich die Experten einig. Aber mal ehrlich: Hält die Unlust auf Sex zu lange an, dann haben Sie irgendwann einen langweiligen Zimmergenossen statt eines Bettgenossen. Egal, wem oder was Sie die Schuld für Ihr eingeschlafenes Liebesleben geben (dem neugeborenen Baby, der stressigen Arbeit, der Überlastung im Alltag etc.), wir sagen Ihnen, wie es wieder in Schwung kommt und Sie frischen Wind in Ihre Betten blasen.

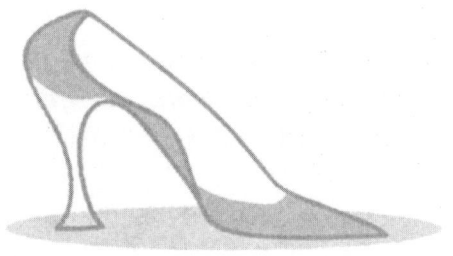

Zu müde? Wie wäre es damit …?

 … nicht hinlegen!

Sich hinlegen macht Körper und Geist schläfrig. Das muss nicht sein, wenn Sie bereits vor dem Zubettgehen zu schmusen beginnen, und zwar im Stehen. Bis Sie sich dann in die Horizontale begeben, ist vor lauter Lust und Erregung ans Schlafen nicht zu denken!

 Stellen Sie die Uhr auf *Punkt Sex*!

Kein Wunder, dass Ihr Sexleben buchstäblich einschläft, wenn Sie es auf die abendlichen paar Minuten nach den Spätnachrichten und vor dem Einschlafen verlegen. Machen Sie Schluss mit dieser alten Gewohnheit, und Sie werden schnell merken, dass es auch am helllichten Tag viele kleine Leerlaufphasen gibt, um der Lust zu frönen. Wie wäre es mit einem Quickie nach Feierabend? Oder stellen Sie den Wecker eine halbe Stunde früher als sonst ein … und entschweben auf einer Wolke der Leidenschaft hinein in den Tag.

> ### *Nackte Tatsachen!*
> Laut einer aktuellen Umfrage gaben 28 Prozent der befragten Frauen an, beim Sex schon einmal eingeschlafen zu sein. (»Keine Lust, zu müde!« – Haben wir es nicht gesagt?)

 **Treppenlaufen**

Körperliche Bewegung, und sei es nur wenige Minuten täglich, regt den Blutfluss an. Dadurch steigt der Energiepegel, und wir fühlen uns fit und munter. Außerdem verbessert sich die Durchblutung der Haut, was uns wiederum empfindsamer macht – ein ideales Aufwärmtraining vor dem Liebesspiel.

 Nicht verausgaben!

Damit wir uns nicht falsch verstehen: Bewegung in Maßen steigert die körperliche Erregbarkeit. Sobald Sie mehr Kalorien verbrennen, als Sie zu sich nehmen, laufen Sie Gefahr, dass die Hirnanhangdrüse in ihren Funktionen beeinträchtigt wird (auch wenn Sie abnehmen wollen, bitte keine Radikaldiät!). Und die steuert nicht nur den weiblichen Hormonzyklus, sondern auch die sexuellen Lustzentren. Also: Nicht übertreiben. Damit Sie weiterhin Lust statt Frust erleben, genügen 30 bis 60 Minuten Sport mehrmals die Woche).

 Geben und Nehmen im Wechsel

Wie viele Male schon hatten Sie keinen Sex, weil einer von Ihnen beiden viel zu kaputt war? Aber wer sagt, dass beide im Bett immer gleichermaßen aktiv sein müssen? Machen Sie einen Kompromiss: Haben Sie das nächste Mal Lust, er aber nicht, dann übernehmen Sie das Kommando, während er sich zurücklehnen und genießen darf. Das Gleiche gilt im umgekehrten Fall. Damit haben Sie doppelt so viel Sex, ohne einen Funken mehr Energie verschleudern zu müssen, als Sie haben.

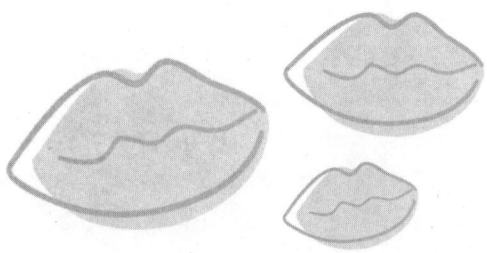

> VON FRAU ZU FRAU
>
> »Früher habe ich mich auf meine Müdigkeit hinausgeredet, wenn ich abends nach Hause kam. Heute lasse ich meinen Mann gewähren, wenn er mich verführen will, auch wenn ich müde bin, und sage mir: Mach einfach mit — hinterher bist du froh darum. Und so ist es. Seitdem haben wir viel häufiger Sex — nicht mehr nur ab und zu, wie früher, sondern beinahe täglich. Sex als etwas, das einen verbindet, ist eine sehr schöne Vorstellung — viel schöner als alles andere auf meiner tagtäglichen To-do-Liste.«
>
> Alix, 33

 **470** Verbannen Sie den Fernseher aus dem Schlafzimmer!

Zugegeben: Nach einem langen, anstrengenden Arbeitstag ist es sehr viel leichter, nach der Fernbedienung zu greifen als nach seinem Hintern. Aber sich einfach auszuklinken und dem anderen dadurch zu vermitteln, dass Sex gerade kein Thema, geschweige denn ein Gedanke ist, kann nicht die Lösung sein. Aber was dann? Ganz einfach: Schaffen Sie den Fernseher aus dem Schlafzimmer! Oder lassen Sie ihn zumindest aus, und versuchen Sie, sich anderweitig zu unterhalten!

Das etwas andere »Löffelchen«

Sollten Sie tatsächlich einmal beide viel zu müde sein, dann ab ins Bett, aber nicht, ohne sich sanft zu »verrollen« – will heißen, schlafen Sie in der Löffelchen-Stellung miteinander ein, wobei er (und das ist der Clou der Sache) seine Genitalien zwischen Ihren Beinen hat. So innig aneinandergeschmiegt, schleicht sich manche Fantasie in Ihre Träume. Wundern Sie sich also nicht, wenn Sie ziemlich »inspiriert« aufwachen!

ZU GESTRESST? WIE WÄRE ES DAMIT …?

 To-do-Liste für den folgenden Tag

Sex erfordert Konzentration, und es macht keinen Spaß, wenn Sie den Kopf nicht bei der Sache haben und gedanklich ganz woanders sind *(Muss unbedingt noch die Kleider in der Reinigung abholen! Hab ich den Brief noch einmal auf Rechtschreibfehler geprüft?)*. Versuchen Sie abzuschalten und den Kopf frei zu kriegen, bevor Sie abends mit Ihrem Partner ins Bett gehen. Am besten, Sie schreiben auf, was für den folgenden Tag alles ansteht, und damit gut. Auf diese Weise können Sie sich viel eher auf den Augenblick und den »heißen Kerl« neben sich konzentrieren.

(473) Pausen machen!

Eine ellenlange To-do-Liste bedeutet nicht nur, entschieden weniger Zeit für Sex zu haben, sondern führt auch dazu, dass jede Menge Stresshormone freigesetzt werden, was die sexuelle Erregbarkeit stark bremst. Die Lösung? Nehmen Sie sich ein- bis zweimal täglich eine Auszeit von fünf Minuten, damit Sie wieder ruhiger werden. Plaudern Sie mit einer Freundin am Telefon, oder schließen Sie einfach die Augen, und atmen Sie tief durch. Eine kleine Verschnaufpause genügt, mehr braucht es nicht, um den Stresspegel herunterzufahren und die eigene Mitte wiederzufinden – sexuell und auch sonst.

Was Männer anmacht

»Der Wecker hatte geklingelt. Eine halbe Stunde zu früh. Ich drehte mich zu ihr um und sagte, es sei die falsche Uhrzeit. Doch sie lächelte nur, stellte den Wecker ab und meinte: ›Nein, gar nicht.‹ Der Rest ist Geschichte.«

Paul, 38

VON FRAU ZU FRAU

»Mein Mann und ich arbeiten zu unterschiedlichen Zeiten. Insofern sprühen wir nicht immer beide zur gleichen Zeit vor sexueller Energie. Aber wir haben beschlossen, dass er gerne die Zügel in die Hand nehmen darf, wenn er geil ist und ich einfach nur kaputt bin. Ich lehne mich dann zurück und lasse mich verwöhnen: Manchmal rühre ich buchstäblich keinen Finger. Das ist völlig in Ordnung, und ich habe auch kein schlechtes Gewissen, weil er weiß, dass ich mich ein andermal bei ihm auf die gleiche Weise revanchiere.«

Heather, 39

 474 Verabreden Sie sich zum Sex!

Termine macht man für alles Mögliche – für Theaterabende, Arztbesuche, Ölwechsel etc. Für Sex dagegen eher nicht. Einen Sex-Termin mit dem Partner zeitlich festzulegen, wäre von vornherein irgendwie unsexy. Aber ein Schäferstündchen mit dem eigenen Partner zu buchen muss nicht zwangsläufig heißen, dass die Romantik tot ist. Überlegen Sie doch einmal: Sex nach Plan ist eigentlich gang und gäbe. Wie war es denn damals, als Sie anfingen, zusammen auszugehen? War es nicht so, dass

Sie gewusst haben, dass Sie an diesen Abenden Sex haben würden? Oder wenn Sie einen Kurzausflug übers Wochenende planen? Sind da intime Stunden nicht vorprogrammiert? Unterm Strich: Sich zu einem festen Termin zu verabreden heißt nicht, dass in Ihrer Beziehung die Luft raus ist. Im Gegenteil: Sie legen Wert auf eine gemeinsame Zeit zu zweit. Nur Sie beide. Was könnte romantischer sein?

 Bleiben Sie stets auf Tuchfühlung!

Knutschende Paare, die sich in aller Öffentlichkeit lüstern begrapschen, kann man schon mal als störend empfinden. Doch wann berühren Sie Ihren Partner mal tagsüber? Nur dann, wenn Sie in der häuslichen Küche zufällig an ihm vorbeisausen? Dann entgeht Ihnen beiden definitiv etwas. Sich zwischendurch mal kurz zu drücken oder den Nacken kraulen kann nicht schaden. Kleine Berührungen am Tag wirken wie eine Aufwärmphase für heißere Stunden am Abend.

 **Legen Sie Zielvorgaben fest!**

Vereinbaren Sie jede Woche aufs Neue, wie viele Male Sie Sex haben wollen, und setzen Sie alles daran, dieses Ziel zu erreichen – ein Trick, der spontan Wunder wirkt (oder am Tag sieben – auf den letzten Drücker – alle *Lust*-Rekorde bricht!).

 Bei Stichwort – Sex!

Von Alltag auf Sex umschalten ist oft verdammt schwer. Doch es gibt einen einfachen Trick, mit dem Sie der lustlosen Tretmühle entkommen. Einigen Sie sich auf ein Stichwort, ein Einsatzzeichen für Sex. Und sobald es fällt, geht es los (vielleicht abends auf dem Sofa, nachdem die Kinder im Bett sind). Wie auch immer, eines steht fest: Ein geheimer Sexcode bringt die Wogen der Lust schneller in Wallung als die langweilige Frage: »Wie war dein Tag heute, Schatz?«

Nackte Tatsachen!

Wann tun wir es am liebsten? Laut einer aktuellen Umfrage tut es die Mehrheit, nämlich 57 Prozent, am liebsten abends vor dem Einschlafen; 21 Prozent am Morgen, 16 Prozent an einem faulen Nachmittag, und nicht unbeachtliche 6 Prozent fallen gleich nach Feierabend übereinander her.

Sehen Sie Sex als Allheilmittel

Ausreden finden wir mehr als genug, um uns vor dem Sex zu drücken. Zu beschäftigt. Zu gestresst. Oder wir sind sauer auf den Partner, weil wir uns mal wieder über irgendetwas Dämliches gestritten haben. Stopp! Besinnen Sie sich darauf, was wir eigentlich alle wissen: Sex zu haben kann Stress jedweder Art tatsächlich mindern – das Übel sozusagen mit der Wurzel ausrotten! Machen Sie sich bewusst, dass Sex eher entspannt als erschöpft, und Sie werden jede Menge Gelegenheiten finden, um Ihre Akkus wieder aufzuladen.

Der Quickie zwischendurch

Paare, die oft und leidenschaftlich Sex haben, haben eine Philosophie: Häufiger Sex, egal welcher Art, ist ein absolutes Muss für eine gute Beziehung/Ehe. Und wenn es zwischendurch ein heißer Quickie ist, ganz egal! Übernehmen Sie diese Einstellung doch einfach. Sie werden sehen, wie viele Gelegenheiten sich plötzlich auftun.

VON FRAU ZU FRAU

»Ich schreibe mir immer kleine Merkzettel, damit ich nichts vergesse – von Einkaufsartikeln über Geburtstage bis hin zur Prüfung meine Aktienbestände. Eines Tages, nachdem mein Mann und ich unser dürftiges Sexleben beklagt hatten, schrieb ich »Sex!« auf einen Zettel und klebte ihn an meinen Computerbildschirm. Schon allein, weil der Zettel nun dort hing, dachte ich öfter an Sex als normalerweise. An jenem Tag machte ich früh Feierabend. Und wir hatten Sex. Ich ließ den Zettel so lange hängen, bis er von alleine abfiel. Dann habe ich ihn ersetzt; inzwischen stehen alle möglichen Termine in meinem Tagesplaner wie etwa ›Heute Abend Sex im Pool‹.«

Donna, 30

 480 Nein-Sagen will gelernt sein!

Neigen Sie dazu, allen möglichen Leuten nach der Pfeife zu tanzen? Obacht! Wer nur schwer Nein sagen kann, versucht oft, sich das Gefühl der Kontrolle dort zurückzuholen, wo es am ehesten geht – mit einem Machtwort beim Sex. Wenn Sie sich nur noch mit einem schlaffen »Heute Abend nicht, Liebling« durchsetzen können,

337

dann wird es allerhöchste Zeit, ein paar Mal weniger Ja zu sagen. Sagen Sie öfter mal »Nein, tut mir leid, da kann ich nicht«, wenn eine Freundin eine Verabredung ausgerechnet auf Ihren freien Abend verlegen will. Oder gewöhnen Sie sich wenigstens an, sie etwas hinzuhalten (»Hmm, muss erst in meinen Terminkalender sehen und rufe dich dann zurück.«). Auf diese Weise vermeiden Sie spontane Ja-Reaktionen und können in Ruhe abwägen, was am besten ist – für Sie und Ihr Liebesleben.

KEIN SEX, SEIT DAS BABY DA IST? DANN HILFT FOLGENDES …

481 Hormonspiegel prüfen lassen!

Nach einer Entbindung fällt der weibliche Hormonspiegel auf ein Niveau, das dem von Frauen nach den Wechseljahren gleicht. Und das mindert die Lust auf Sex. Außerdem normalisiert sich der Hormonspiegel oft nicht von alleine, vor allem nach einem zweiten Kind. Kehrt die Lust nach einiger Zeit nicht zurück, sollten Sie Ihren Arzt aufsuchen und Ihren Hormonspiegel testen lassen (frühestens sechs Monate nach der Stillzeit). Sind die Hormonwerte zu niedrig, kann beispielsweise eine Testosterontherapie Abhilfe schaffen.

Nackte Tatsachen!

Wie oft tun wir es? Einer aktuellen Umfrage zufolge tut es die Mehrheit (36 Prozent) ein- bis zweimal pro Woche; 27 Prozent kommen auf weniger als einmal die Woche. Davon abgesehen schaffen es 28 Prozent auf drei- bis fünfmal die Woche; und besonders sexhungrige neun Prozent tun es mehr als fünfmal die Woche (nicht schlecht!).

482 Sex nach der Entbindung? Lassen Sie sich Zeit!

Viele frischgebackene Mütter verspüren nach der Entbindung wenig Lust auf Sex und haben Sorge, es könnte sich ... anders anfühlen. Und das stimmt: Wahrscheinlich wird er sich anders anfühlen als vor der Geburt oder während der Schwangerschaft. Das liegt daran, dass die weiblichen Organe während der Schwangerschaft stark beansprucht worden sind und sich jetzt vielleicht schlaffer anfühlen oder weniger gleitfähig – einfach ungewohnt. Vielleicht stellen Sie auch fest, dass altbewährte Stimulationstechniken auf einmal gar nichts mehr bewirken. Erstgebärenden sei gesagt: Die meisten körperlichen Veränderungen verschwinden bald wieder. Doch bis sich alles wieder einigermaßen normal anfühlt, betrachten Sie die Zeit nach der Geburt als eine gute Gelegenheit, neue Praktiken auszuprobieren, die Ihre Lust entfachen. Haben Sie sonst die Missionarsstellung bevorzugt? Dann probieren Sie es jetzt einmal mit der Reiterstellung. Oder versuchen Sie es mit Oralsex. Auch ein Vibrator kann eine ganz neue Erfahrung sein. Vielleicht ist dieses Spielzeug genau das, was Ihre mitgenommenen weiblichen Organe brauchen, um wieder auf Touren zu kommen. Kurz und gut: Eine Entbindung heißt nicht, von aller Lust entbunden zu sein. Entdecken Sie vielmehr völlig neue und erregende Möglichkeiten, sich Ihrem Partner zu nähern. Und experimentieren Sie. Nur Mut!

Nackte Tatsachen!

Paare, die über Sex sprechen, haben öfter Sex als die, die das nicht tun. Das geht aus einer Studie der *Georgia State University* hervor. Grund: Für die Liebe zu kämpfen zeigt, dass man sich umeinander bemüht. Und das erzeugt zärtlich warme Gefühle. Und die wiederum führen zu … na, Sie wissen schon.

483 Sexy auch nach der Entbindung

Frischgebackene Mütter verlieren oft das Gefühl ihrer sexuellen Identität. Und das ist kein Wunder. Mit Schwangerschaftsstreifen und einem nuckelnden Baby vor der Brust fühlt man sich nicht gerade wie ein heißer Feger. Falls Sie das Gefühl haben, die Schwangerschaft habe Ihre frühere lustvolle, unbeschwerte und feurige Seite verdrängt, keine Sorge – es *gibt* einen Weg, um sich wieder ganz Frau zu fühlen: Treffen Sie sich mit anderen Frauen! Trommeln Sie Ihre Freundinnen zusammen, auf eine kleine Cocktailparty, auf einen Kaffee, eine Maniküre/Pediküre, einen Wohlfühltag im Wellnesstempel. Danach werden Sie sich wie neugeboren und sehr viel weiblicher fühlen – und das kann der sexuellen Lust nur förderlich sein. Garantiert!

 **484** Schließen Sie die Tür ab!

Unbedingt! Sonst können die kleinen Zwerge jederzeit dazwischenplatzen und Mama und Papa in einer sehr verfänglichen Situation ertappen – allein der bloße Gedanke daran hält viele Eltern davon ab, überhaupt Sex zu haben. Das muss nicht sein. Älteren Kindern kann man sehr gut erklären, dass Mama und Papa ab und zu etwas Zeit für sich allein brauchen. Und bringen Sie ihnen bei, im Notfall anzuklopfen. Sind die Kinder noch klein, dann nutzen Sie einen Bildschirm, um sie im Blick zu haben. Es ist nichts dabei, sich die kleinen Racker ab und an vom Hals zu halten. Ein erfülltes Sexleben ist immerhin das schönste Geschenk, von dem auch Ihre Kinder für ihr späteres Leben profitieren, da Sie ihnen ein gesundes Liebesleben vorleben. Und nun, wo wir alle Besorgnisse beseitigt sind – genießen Sie diese elterliche Pflicht in vollen Zügen!

SO TICKT DER MANN!

»Nachdem meine Frau drei Kinder zur Welt gebracht hatte, ermunterte ich sie, öfter mal mit ihren Freundinnen auszugehen. Frauen brauchen diesen Austausch. Meiner Frau hilft es, die emotionale Balance zu finden, um sich in ein und demselben Körper als Ehefrau und Mutter fühlen zu können. Wenn sie danach heimkommt, ist sie viel fröhlicher und – darf ich das sagen? – … geiler.«   Doug, 38

ZU GELANGWEILT? WIE WÄRE ES DAMIT …?

(485) Öfter mal was Neues!

Mal ehrlich – wann haben Sie das letzte Mal etwas Neues ausprobiert? Dann nichts wie los – gehen Sie in einen Pornofilm, kramen Sie ein Sexspielzeug heraus, schmeißen Sie eine Toga-Party für zwei! Neue und ungewohnte Situationen stimulieren die Produktion von Dopamin, einem chemischen Botenstoff im Gehirn (im Volksmund das Glückshormon genannt), der die Lust steuert.

 ## Zurück zu den Anfängen!

Für manche Paare sind es nicht die Neuheiten, die die Lust entfachen, sondern das Gegenteil – die Rückkehr zum Alten. Küssen. Augenkontakt. Einfache Dinge, die überraschend viele Paare nach einiger Zeit einfach nicht mehr tun. Versuchen Sie es, und Sie werden merken: Das Herz hüpft wie am ersten Tag.

 ## Langeweile ist eigentlich gar nicht so schlecht?!

Überlegen Sie doch einmal: Umso mehr Ihr Partner mehr und mehr Teil Ihres alltäglichen Lebens wird – gemeinsames Haus, gemeinsames Konto, gemeinsame Kinder –, umso heikler wird es, sexuelle Risiken einzugehen, denn mittlerweile haben Sie mehr zu verlieren. Was, wenn er Sie zurückweist? Ganz genau. Experten meinen, dass es nicht so sehr die Langeweile ist, die das Sexleben erlahmen lässt. Es ist vielmehr die Angst. Nicht die gewöhnliche Angst, wenn einem schon mal das Herz in die Hose rutscht. Nein, es ist eine viel subtilere Angst. Fragen Sie sich selbst: War es nicht sehr viel leichter, wilde und verrückte Sachen zu machen, damals, als Sie sich noch nicht so gut kannten? Ja? Dann gilt auch für Sie: An der Langeweile liegt es nicht allein.

IST *ER* NICHT IN STIMMUNG? DANN HILFT FOLGENDES ...

(488) Nicht persönlich nehmen!

Viele Frauen betrachten es als selbstverständlich, dass der Mann immer will. Doch auch junge Kerle durchlaufen mal Phasen, in denen sie weniger Lust haben: Sie sind vielleicht niedergeschlagen und frustriert, unglücklich mit sich und der Welt oder einfach nur hundemüde. Also: Bauschen Sie die Sache nicht unnötig auf und ziehen Sie keine voreiligen Schlüsse daraus – es liegt sehr wahrscheinlich nicht daran, dass Ihr Hintern im Laufe der Jahre dicker geworden ist.

489 Sprechen Sie ihn darauf an ... zur richtigen Zeit!

Wenn Sie wissen wollen, wo seine Sexlust geblieben ist, dann fragen Sie ihn nicht unmittelbar, nachdem er Sie abgewiesen hat. Denn das ist ein recht verletzlicher Moment. Lassen Sie ein wenig Gras über die Sache wachsen und sprechen Sie ihn irgendwann später darauf an. Aber fallen Sie nicht gleich mit der Tür ins Haus. Ein Satz wie *Ich will am Samstagabend gerne etwas mit dir besprechen* macht ihn wahrscheinlich erst recht neugierig – oder verschreckt ihn. Warten Sie trotzdem ab, bis Sie beide wirklich die Ruhe dafür finden.

Süßes Sex-Geheimnis

»Bevor ich entbunden habe, stand ich nie auf Oralsex (den er mir bescherte) oder auf die Reiterstellung, wenn die Frau oben sitzt. Das empfinde ich heute völlig anders. Nach der Geburt haben wir völlig neue Techniken ausprobiert – es war wie ein Sprungbrett. Durch die Geburt waren wir förmlich gezwungen, uns neuen Möglichkeiten zu öffnen und sie auszuprobieren. Und der Sex war sogar viel besser als zu unseren Anfangszeiten.«

Holly, 40

Von Frau zu Frau

»Nach sieben Jahren und zwei Kindern waren wir in unserer Ehe so eingenommen vom Chaos der täglichen Pflichten, dass wir unser Sexleben haben schleifen lassen. Dabei wussten wir eigentlich ganz genau, wie wichtig es war, uns Zeit für intime Momente zu nehmen. Doch die klischeehafte Vorstellung von einem Date zum Freitagabendsex erschien uns derart unnatürlich und gestellt, dass wir uns etwas anderes ausdachten: Jeden Montag würfelten wir eine Zahl aus, die bestimmen sollte, wie oft wir in dieser Woche Sex haben würden. Wenn drei Tage ereignislos vergangen waren, dann wussten wir, dass wir uns langsam sputen mussten. So rief mich mein Mann zum Beispiel einmal in die Garage – damit ich ihm beim ›Regal aufbauen‹ helfe –, während die Kinder im Hof mit der Oma spielten. Doch kaum war ich bei ihm, packte er mich und zog mich auf den Rücksitz des Autos. Es bliebe ihm keine andere Wahl, die Quote zu erfüllen, meinte er nur.«

Eliza, 34

490 Teamarbeit gefragt!

»Du machst dich in letzter Zeit gar nicht an mich ran — was ist los mit dir?« — so oder so ähnlich sollten Sie nicht fragen. Damit drängen Sie ihn in die Defensive und blasen einen Riesenballon auf. Formulieren Sie es anders: »Wir hatten in letzter Zeit etwas wenig Sex, findest du nicht? Hast du eine Idee, woran das liegen könnte?« Oder erklären Sie, wie Sie diese mangelnde Zuwendung empfinden, dass Sie sich einsam fühlen oder ungeliebt. Das wird ihm zu denken geben, und er wird es ändern wollen. Im Zweifelsfall ermutigen Sie ihn vorsichtig, sich ärztlich untersuchen zu lassen, um der Ursache für seine mangelnde Lust auf den Grund zu kommen. In den meisten Fällen aber ist es völlig normal, wenn er sich ein paar Nächte Auszeit nimmt. Er ist schließlich ein Mann, kein Porno-Star!

VON FRAU ZU FRAU

»Wir sind inzwischen so weit, dass wir den Sex im Voraus terminlich buchen. Während der Woche arbeiten wir derart hart, dass wir oft einfach viel zu müde sind, miteinander zu schlafen. So reservieren wir uns meist Freitag- und Samstagabend für romantische Stunden zu zweit. Ohne diese ganz bewusste Anstrengungen liefe schlicht gar nichts.«

Jen, 32

Nackte Tatsachen!
In einer aktuellen Umfrage gaben 14 Prozent der befragten Frauen an, sie seien zu gestresst, um häufiger Sex zu haben.

ZU WENIG SEX? VIELLEICHT LIEGT ES DARAN …

(491) Antibaby-Pille

Einige Antibaby-Pillen hemmen die Lust, da die vermehrte Bildung eines bestimmten Proteins negativ auf den Testosteronspiegel wirkt – ein Effekt, der nach Meinung einiger Experten noch bis zu einem Jahr nach Absetzen der Pille anhalten kann. Versuchen Sie es in einem solchen Fall mit Verhütungsmitteln, die keine Hormone enthalten (Kondom, Diaphragma, spezielle Spirale).

(492) Nebenwirkungen bei Antidepressiva

Viele Menschen, die Antidepressiva einnehmen, klagen über eine verminderte Libido. Schuld daran sind so genannten Serotonin-Wiederaufnahmehemmer (SSRI) wie Paxil und Prozac. Es kommt zur vermehrten Ausschüttung von Serotonin, einem Botenstoff, der das Verlangen nach Sex blockieren kann. Die Lösung: Wechseln Sie — natürlich nur nach Rücksprache mit Ihrem Arzt — auf neuere Medikamente. Es gibt einige, die die angesprochenen Nebenwirkungen nicht haben. Oder sprechen Sie mit Ihrem Arzt über die zusätzliche Einnahme des Stärkungsmittels Wellbutrin, das der lusthemmenden Wirkung der Antidepressiva entgegenwirken kann. Lassen Sie sich in jedem Fall medizinisch beraten!

(493) Problem Schnarchen

Ist er starker Schnarcher, leidet er unter Umständen an obstruktiver Schnarchapnoe mit Atemaussetzern, die zu Sauerstoffmangel führen. Apnoe-Patienten klagen nicht selten über mangelnde Sex-Energie oder Sex-Lust. Das lässt sich aber für gewöhnlich gut behandeln, damit Sie wieder mehr Sex haben ... und mehr Schlaf!

Nackte Tatsachen!

Wie oft würden wir es unter den perfekten Umständen (ohne nervige Chefs, schreiende Babys oder andere Ablenkungen) am liebsten tun? Laut einer aktuellen Umfrage sagen 45 Prozent täglich, 38 Prozent doppelt so häufig, und 17 Prozent gaben an, mit dem aktuellen Maß zufrieden zu sein.

KAPITEL 26

Upps! 7 Dinge, die Sie tunlichst vermeiden sollten

Nun, wo Sie hunderte von Tipps bekommen haben, was Sie alles so miteinander anstellen können, wollen wir es nicht versäumen, zum guten Schluss noch ein paar Dinge zu erwähnen, die Sie tunlichst vermeiden sollten. Warum, lesen Sie in den folgenden kleinen Anekdoten von Frauen, die in den ein oder anderen Fettnapf getreten sind und uns bereitwillig davon erzählen. Eines steht fest: Sex steckt voller Überraschungen — zuweilen auch schmerzlich peinlichen —, egal wie vertraut und eingespielt Sie miteinander sind. Und im Grunde genommen macht Sex auch riesig viel Spaß (sofern niemand einen dauerhaften Schaden davonträgt). Also: Viel Vergnügen beim Lesen der folgenden Missgeschicke. Lernen Sie aus den Fehlern dieser Damen. Und denken Sie daran: Alles halb so ernst nehmen. Ohne ein paar Lacher, Seufzer oder das ein oder andere Oh-mein-Gott! wäre Sex nur halb so schön!

(494) Anrufbeantworter – klare Ansage!

»Einmal, als ich mit meinem Mann mitten dabei war, tapste unsere Katze auf den Anrufbeantworter und drückte dabei ausgerechnet die Aufnahme-Taste für den Ansagetext. Es dauerte fast eine Woche, bevor wir es merkten. Bis dahin konnte jeder, der uns anrief und den AB dranhatte, unseren wilden Liebesgeräuschen lauschen.«

Amy, 29

(495) Verhängnisvoller Sprung ins Bett

»Wir waren erst zwei Monate verheiratet, als mein Mann mit einem lustvollen Sprung ins Bett ansetzte, wo ich ihn in verführerischer Pose erwartete. Sie können sich vorstellen, wie erschrocken ich war, als ich plötzlich irgendetwas knacken hörte! Wir zum Arzt: Bänderriss. Den ganzen folgenden Monat war ich an den Rollstuhl gefesselt.

Unsere Freunde zogen uns gnadenlos auf, denn sie kannten das stürmische Temperament meines Mannes bereits. In den Anfängen unserer Beziehung hatte er mir mit seinen fliegenden Hechtsprüngen schon mal den Mittelfinger ausgerenkt.«

Pippa, 28

496 Heiß! Heiß! Heiß!

»Ich wollte meinen Schatz überraschen, habe die Kinder zu den Großeltern gebracht und im Wohnzimmer ein romantisches Abendessen vorbereitet. Karamellfondue — super Idee, dachte ich mir, gab ein paar Karamellen in den Fonduetopf und ließ sie zerlaufen. Dann war es so weit. Wir lagen bei Kerzenschein auf dem Fußboden, ich langte nach einem Apfelschnitz, tauchte ihn in die süßklebrige Soße und wollte etwas davon auf seine Brust tropfen lassen, um es dann abzuküssen. Doch bevor ich überhaupt zu irgendetwas kam, schrie der Arme wie am Spieß — die brutzelnde Soße hatte seine Brust verbrannt. Seitdem darf ich mit heißen Speisen nicht mehr in seine Nähe kommen.«

Lisa, 36

497 Die Lauscher an der Wand!

»Einmal haben wir Neujahr mit der Familie meines Freundes in einem Strandhotel verbracht. Nach ein paar Drinks (ein paar zu viel!) verzogen wir uns auf unser Zimmer, wo wir eine sehr leidenschaftliche (und laute!) Liebesnacht verbrachten. Am Morgen danach ging mein leicht verkaterter Freund über den Flur zum gegenüberliegenden Zimmer seiner Tante, um nach einer Aspirin zu fragen. Und da bemerkte ich, dass ich jedes Wort verstehen konnte, das sie wechselten. Aber es kam noch schlimmer: Als er auf dem Rückweg war, hörte ich, wie seine Verwandtschaft sich köstlich amüsierte und lachte, als seine Tante mich nachäffte, wie ich in wilder Erregung seinen Namen rufe. Blamage pur!«

Kelly, 31

498 Kalte Dusche!

»Um unser Liebesleben etwas aufzupeppen, besorgte ich aromatisiertes Massageöl, um uns gegenseitig zu verwöhnen. Wir legten ein altes Laken auf den Boden im Wohnzimmer und begannen, uns damit einzumassieren. So weit, so gut! Kurz darauf juckte es uns beide wie verrückt – eine allergische Reaktion. Es blieb uns nichts anderes übrig, als dieses brennende Jucken unter der Dusche abzukühlen ... abgekühlt war dann auch alles, was eigentlich heiß begonnen hatte!«

Kristin, 35

499 Schniefnase

»Um meinen Schatz mit einer sinnlichen Massage zu verwöhnen, kaufte ich eine neue Flasche duftender Körperlotion. Davor wollte ich unbedingt daran schnuppern, drückte auf die Flasche, sodass mir ein Spritzer direkt in die Nase schoss, den ich auch noch einschniefte! Er musste schallend lachen, und meine Stimmung war so gut wie dahin!«

Dawn, 33

 ## Bauchlandung

»Eines Abends plante ich einen heißen Striptease für meinen Mann. Ich schlüpfte in einen sexy Body, stellte mich ans Fußende auf das Bett, damit er auch ja alles gut sehen konnte. Alles lief wie am Schnürchen, bis ich versuchte, mich aus dem Body zu schälen. Gekonnt streifte ich ihn über meine Knöchel. Doch als ich versuchte, ihn mit einer verführerischen Bewegung von meinen Füßen zu kicken, verlor ich das Gleichgewicht, kippte nach hinten vom Bett und knallte hart auf meinen Hintern. Natürlich eilte er sofort herbei, um zu sehen, ob alles in Ordnung mit mir war (ist schließlich auch seine eheliche Pflicht). Doch dann konnte er sich nicht mehr halten vor Lachen. Noch heute, zwölf glückliche Ehejahre später, lachen wir uns krumm und scheckig, wenn wir daran denken.«

Michele, 32

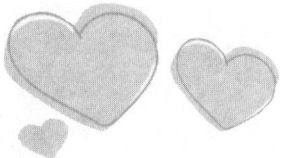

Sexspielzeuge:
Beate-Uhse.com
Orion.de
Redbody.net
Erotik-Toys.de

Frauenfreundliche Pornoseiten:
Femme-Fatale.de
Candidaroyalle.com

Sextherapie:
Netzwerk-Sexualtherapie.de

Weiterführende Literatur:

— **Margot Anand:** *Tantra oder die Kunst der sexuellen Ekstase*

— **William Cane:** *Die Kunst des Küssens*

— **Sylvia de Bejar:** *Warum noch darauf warten? Sex-Tipps für Frauen*

— **Anne Hooper:** *Was Männer wirklich wollen. So werden Sie zur Sexpertin*

— **Ian Kerner:** *Mehr Lust für sie. Was Frauen beim Sex verrückt macht*

— **Lou Paget:** *Der Super-Orgasmus. Höhepunkte zum Abheben*

— **Lou Paget:** *Die perfekte Liebhaberin. Sextechniken, die ihn verrückt machen*

— **Lou Paget:** *Der perfekte Liebhaber. Sextechniken, die sie verrückt machen*

— **Michaela Riedl:** *Yoni-Massage. Entdecke die Quellen weiblicher Liebeslust*

— **David Schnarch:** *Die Psychologie sexueller Leidenschaft*

Sachregister

Liebe für zwei

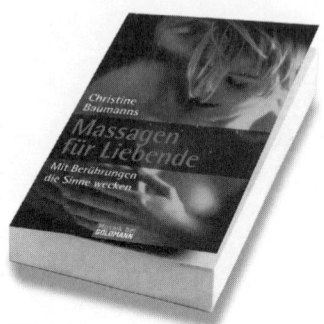

144 Seiten
ISBN 978-3-442-17062-3

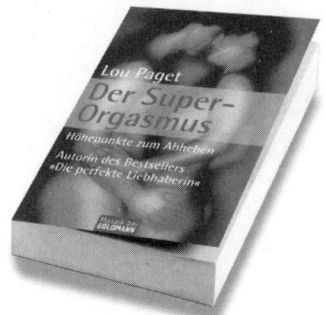

256 Seiten
ISBN 978-3-442-16378-6

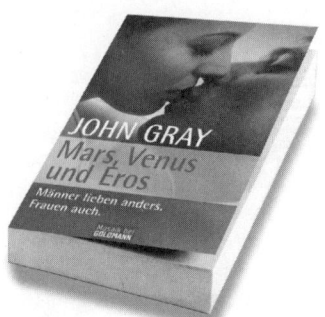

224 Seiten
ISBN 978-3-442-16126-3

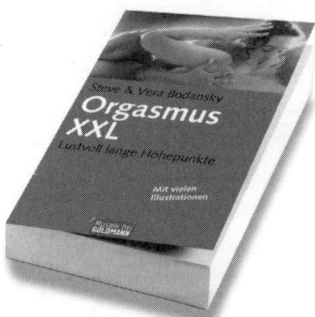

352 Seiten
ISBN 978-3-442-16824-8